Manual de
Urgências Cirúrgicas em Pediatria

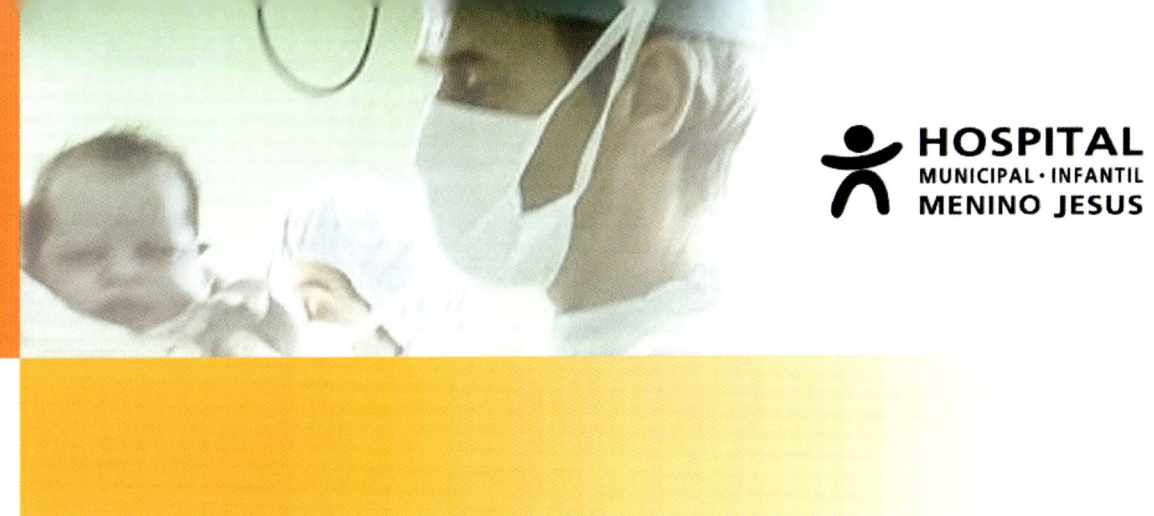

Manual de
Urgências Cirúrgicas em Pediatria

João Gilberto Maksoud Filho

Professor Doutor, Docente do Departamento de Pediatria da
Faculdade de Medicina da Universidade de São Paulo
Cirurgião Pediátrico Coordenador do Hospital Municipal Infantil
Menino Jesus, São Paulo

Thieme
Rio de Janeiro • Stuttgart • New York • Delhi

**Dados Internacionais de
Catalogação na Publicação (CIP)**

F481m

Filho, João Gilberto Maksoud
Manual de Urgências Cirúrgicas em Pediatria/João Gilberto Maksoud Filho. – 1. Ed. – Rio de Janeiro – RJ: Thieme Revinter Publicações, 2018.

158 p.: il; 18,5 x 27 cm
Inclui Índice Remissivo e Bibliografia.
ISBN 978-85-67661-69-8

1. Pediatria. 2. Urgências Médicas. I. Título.

CDD: 617.98
CDU: 616-053.2-089

Contato com o autor:
joao.maksoud@hmj.irssl.email

Nota: O conhecimento médico está em constante evolução. À medida que a pesquisa e a experiência clínica ampliam o nosso saber, pode ser necessário alterar os métodos de tratamento e medicação. Os autores e editores deste material consultaram fontes tidas como confiáveis, a fim de fornecer informações completas e de acordo com os padrões aceitos no momento da publicação. No entanto, em vista da possibilidade de erro humano por parte dos autores, dos editores ou da casa editorial que traz à luz este trabalho, ou ainda de alterações no conhecimento médico, nem os autores, nem os editores, nem a casa editorial, nem qualquer outra parte que se tenha envolvido na elaboração deste material garantem que as informações aqui contidas sejam totalmente precisas ou completas; tampouco se responsabilizam por quaisquer erros ou omissões ou pelos resultados obtidos em consequência do uso de tais informações. É aconselhável que os leitores confirmem em outras fontes as informações aqui contidas. Sugere-se, por exemplo, que verifiquem a bula de cada medicamento que pretendam administrar, a fim de certificar-se de que as informações contidas nesta publicação são precisas e de que não houve mudanças na dose recomendada ou nas contraindicações. Esta recomendação é especialmente importante no caso de medicamentos novos ou pouco utilizados. Alguns dos nomes de produtos, patentes e *design* a que nos referimos neste livro são, na verdade, marcas registradas ou nomes protegidos pela legislação referente à propriedade intelectual, ainda que nem sempre o texto faça menção específica a esse fato. Portanto, a ocorrência de um nome sem a designação de sua propriedade não deve ser interpretada como uma indicação, por parte da editora, de que ele se encontra em domínio público.

© 2018 Thieme Revinter Publicações Ltda.
Rua do Matoso, 170, Tijuca
20270-135, Rio de Janeiro – RJ, Brasil
http://www.ThiemeRevinter.com.br

Thieme Medical Publishers
http://www.thieme.com
Capa: Paulo Vermelho e Thieme Revinter Publicações

Impresso no Brasil
5 4 3 2 1
ISBN 978-85-67661-69-8

Todos os direitos reservados. Nenhuma parte desta publicação poderá ser reproduzida ou transmitida por nenhum meio, impresso, eletrônico ou mecânico, incluindo fotocópia, gravação ou qualquer outro tipo de sistema de armazenamento e transmissão de informação, sem prévia autorização por escrito.

Dedicatória

Para Luis Guilherme, Ana Clara e Renata.
Às crianças e seus familiares, que depositam sua confiança no nosso trabalho.

Agradecimento

Aos colegas e colaboradores do Hospital Municipal Infantil Menino Jesus, em nome de seu Diretor Dr. Antonio Carlos Madeira Arruda, que, apesar dos humores instáveis dos cirurgiões, nos acolhem com carinho no dia a dia.

Aos colegas das especialidades cirúrgicas do Hospital Municipal Infantil Menino Jesus, que dedicaram seu conhecimento e tempo na elaboração dos capítulos.

Introdução

A Cirurgia Pediátrica é uma especialidade muito peculiar. Poucas especialidades têm o privilégio de poder atuar de forma tão abrangente e completa no tratamento cirúrgico da espécie humana. Numa época de superespecialização médica, o cirurgião pediátrico tem em sua formação o treinamento em várias áreas do cuidado cirúrgico à criança como Neonatologia, Tórax, Cirurgia Digestiva, Urologia, Trauma, Endoscopia etc. Essa variedade de campos de atuação muitas vezes é compartilhada por cirurgiões de adultos que, por vezes, também são solicitados a opinar em um caso supostamente cirúrgico em uma criança no pronto-atendimento.

Quando nos deparamos com a criança enferma que procura o pronto-socorro, e considerando a organização do SUS, nossa realidade nos mostra que raramente existem especialistas para pronto-atendimento a crianças permanentemente à disposição. Raramente existe um Cirurgião Pediátrico, Cirurgião Plástico ou Endoscopista que não esteja a minutos ou, por vezes, horas distante fisicamente do pronto-atendimento.

"Nesse caso, sendo eu o pediatra que atende de imediato a criança, como posso progredir na conduta diagnóstica?"

Quais exames devo solicitar e quais são dispensáveis?

Sendo um Cirurgião Geral, como posso opinar a respeito de um caso urgente em uma criança?

Devo solicitar a transferência dessa criança para um centro com mais recursos?

Como devo preparar a criança para uma possível cirurgia?

Essas são as questões que procuramos responder neste manual. Nosso objetivo não é criar ou impor protocolos de atendimento cirúrgico à criança, mas fornecer uma discussão crítica e prática em que o pediatra ou cirurgião geral possa se basear para o atendimento de crianças portadoras de afecções cirúrgicas no pronto-socorro. Incluímos situações que julgamos ser as mais frequentemente vivenciadas e aquelas que causam maior dúvida diagnóstica. Consideramos também algumas situações diárias menos urgentes, como complicações comuns em pós-operatório, que podem motivar a ida ao pronto-socorro, antecipando um retorno ambulatorial já programado.

Os autores são médicos com vários anos de atuação em suas áreas e que dedicaram grande parte de sua vida ao atendimento de crianças do SUS e treinamento de residentes de Cirurgia e Pediatria no Hospital Municipal Infantil Menino Jesus. Ao final de cada capítulo há uma seleção de referências bibliográficas, caso o leitor sinta-se impelido a aprofundar-se em cada assunto.

Acima de tudo, esperamos que este manual possa contribuir para uma melhor atenção às crianças, maior foco de nossa atuação profissional.

Colaboradores

ANA CAROLINA CASSANTI
Membro Titular da Associação Brasileira de Otorrinolaringologia e Cirurgia Cérvico-Facial (ABORL-CCF)
Médica Assistente do Hospital Infantil Municipal Menino Jesus, SP

ANTONIO PAULO DURANTE
Mestre em Gastroenterologia Cirúrgica pelo Hospital do Servidor Público Estadual de São Paulo
Doutor em Cirurgia Pediátrica pela Universidade Federal do Estado de São Paulo (UNIFESP)
Cirurgião Pediátrico do Hospital Municipal Infantil Menino Jesus, SP

DOV CHARLES GOLDENBERG
Livre-Docente pela Faculdade de Medicina da Universidade de São Paulo (FMUSP)
Cirurgião Plástico Coordenador do Serviço de Cirurgia Plástica Pediátrica do Hospital Municipal Infantil Menino Jesus, SP

DURVAL PESSOTTI JÚNIOR
Médico Assistente do Serviço de Endoscopia Santa Casa de São Paulo
Médico Endoscopista do Hospital Israelita Albert Einstein, SP

HEITOR CORRÊA BARBIN
Médico Assistente do Serviço de Endoscopia Santa Casa de São Paulo
Responsável pela Endoscopia das Vias Aéreas do Hospital Municipal Menino Jesus, SP

IVLACIR IDILHERMANO VASQUES SILVA
Professor Assistente de Cirurgia Pediátrica da Universidade Santo Amaro (UNISA)
Cirurgião Pediátrico do Hospital Municipal Infantil Menino Jesus, SP

JOSÉ LUIZ FERREIRA DIAS
Assistente do Serviço de Cirurgia Pediátrica da Faculdade de Medicina do ABC
Cirurgião Pediátrico do Hospital Infantil Menino Jesus

JULIA MARIA OLSEN
Membro Titular da Associação Brasileira de Otorrinolaringologia e Cirurgia Cérvico-Facial (ABORL-CCF)
Médica-Assistente do Hospital Infantil Municipal Menino Jesus, SP

LUIZ FIGUEIREDO MELO
Urologista Pediátrico da Universidade Federal do Estado de São Paulo
Urologista do Hospital Municipal Infantil Menino Jesus, SP

MARCO ANTONIO DOS ANJOS CORVO
Mestre em Otorrinolaringologia e Doutor em Pesquisa em Cirurgia pela Faculdade de Ciências Médicas da Santa Casa de São Paulo
Médico Assistente da Santa Casa de São Paulo
Médico Assistente do Hospital Infantil Municipal Menino Jesus, SP
Médico Assistente da Lottus Clínica, SP
Membro da Diretoria da Associação Brasileira de Otorrinolaringologia e Cirurgia Cérvico-Facial (ABORL-CCF)
Membro da Diretoria da Sociedade Paulista de Otorrinolaringologia

MARCO TSAI CHOU
Médico Endoscopista do Laboratório Fleury, SP e do Hospital Sepaco, SP

MARIANA VENDRAMINI CASTRIGNANO DE OLIVEIRA
Membro Titular da Associação Brasileira de Otorrinolaringologia e Cirurgia Cérvico-Facial (ABORL-CCF)
Médica Assistente do Hospital Infantil Municipal Menino Jesus, SP

MAURÍCIO MACEDO
Doutor em Cirurgia pela Universidade Federal do Estado de São Paulo
Diretor do Serviço de Cirurgia Pediátrica do Hospital Infantil Darcy Vargas, SP
Cirurgião Pediátrico do Hospital Municipal Infantil Menino Jesus, SP

NELSON ANTUN
Diretor do Serviço de Cirurgia Pediátrica do Hospital Infantil Cândido Fontoura da Secretaria da Saúde do Estado de São Paulo
Médico Cirurgião Pediátrico do Hospital Infantil Menino Jesus da Secretaria da Saúde do Munícipio de São Paulo em Conjunto com o Instituto de Responsabilidade Social do Hospital Sírio-Libânes de São Paulo

NESTOR DE OLIVEIRA NETO
Chefe do Serviço de Cirurgia Pediátrica do Hospital Geral de Itapecerica da Serra, SP
Chefe do Serviço de Cirurgia Pediátrica do Hospital Municipal de Cotia, SP
Médico Cirurgião Pediátrico da Prefeitura do Município de Cotia, SP
Médico Cirurgião Pediátrico do Hospital Infantil Menino Jesus da Secretaria da Saúde do Munícipio de São Paulo

OLGA MARIA GARCIA FERREIRA
Cirurgiã Pediátrica do Hospital Infantil Darcy Vargas, SP
Cirurgiã Pediátrica do Hospital Municipal Infantil Menino Jesus, SP

PATRICIA YUKO HIRAKI
Cirurgiã Plástica do Serviço de Cirurgia Plástica Pediátrica do Hospital Municipal Infantil Menino Jesus, SP

PEDRO LUIZ DE BRITO
Doutor em Cirurgia Experimental pela Universidade Federal do Estado de São Paulo (UNIFESP)
Cirurgião do Hospital Municipal Infantil Menino Jesus, SP

RAFAEL FORTI MASCHIETTO
Cirurgião Pediátrico do Hospital Municipal Infantil Menino Jesus, SP

RICARDO ANTÔNIO BERTACCHI UVO
Mestre em Cirurgia pela Faculdade de Ciências Médicas da Santa Casa de São Paulo
Cirurgião Pediátrico do Hospital Municipal Infantil Menino Jesus, SP

RICARDO KAWAOKA MIYAKE
Médico de Endoscopia do Hospital da Faculdade de Medicina da Universidade de São Paulo (FMUSP) e do Hospital Municipal Menino Jesus, SP

SAMUEL SAIOVICI
Urologista Pediátrico da Universidade Federal do Estado de São Paulo
Urologista do Hospital Municipal Infantil Menino Jesus, SP

SAURO BAGNARESI JÚNIOR
Mestre em Cirurgia Pediátrica pela Universidade Federal do Estado de São Paulo
Chefe do Serviço de Cirurgia Pediátrica da Real e Benemérita Sociedade Beneficente de São Paulo, Hospital Beneficência Portuguesa

SÉRGIO HITOSHI TAJIMA
Médico Endoscopista do Hospital Municipal Menino Jesus, SP
Médico Intensivista, Endoscopista do Hospital São Luiz, SP

STEFANO BACCO AMADE
Membro Titular da Associação Brasileira de Otorrinolaringologia e Cirurgia Cérvico-Facial (ABORL-CCF)
Médico Assistente do Hospital Infantil Municipal Menino Jesus, SP

VÂNIA KHARMANDAYAN
Cirurgiã Plástica, *Fellow* do Serviço de Cirurgia Plástica Pediátrica do Hospital Municipal Infantil Menino Jesus, SP

VICENTE ANTONIO GERARDI FILHO
Mestre em Técnica Operatória pela Universidade Federal do Estado de São Paulo (UNIFESP)
Doutor em Cirurgia Pediátrica pela Universidade Federal do Estado de São Paulo (UNIFESP)
Professor Auxiliar da Faculdade de Medicina do ABC
Cirurgião do Hospital Municipal Menino Jesus, SP

Sumário

PRANCHAS EM CORES xiii

1 ACESSOS VENOSOS NA URGÊNCIA 1
João Gilberto Maksoud Filho

2 ABDOME AGUDO NA INFÂNCIA 7
Pedro Luiz de Brito ▪ José Luiz Ferreira Dias

3 HÉRNIA INGUINAL ENCARCERADA 13
Antonio Paulo Durante

4 APENDICITE AGUDA 19
João Gilberto Maksoud Filho

5 VOLVO DE INTESTINO MÉDIO E MÁ ROTAÇÃO INTESTINAL 25
Rafael Forti Maschietto

6 INVAGINAÇÃO INTESTINAL 33
Ricardo Antônio Bertachi Uvo

7 FIMOSE E PARAFIMOSE 39
Vicente Antonio Gerardi Filho

8 COMPLICAÇÕES FREQUENTES EM CIRURGIAS AMBULATORIAIS 43
Nelson Antun ▪ Nestor de Oliveira Neto

9 PRIAPISMO NA INFÂNCIA 47
Luiz Figueiredo Mello ▪ Samuel Saiovici

10 ESCROTO AGUDO 51
Luiz Figueiredo Mello ▪ Samuel Saiovici

11 QUEIMADURAS NA INFÂNCIA 57
Dov Charles Goldenberg ▪ Patricia Yuko Hiraki ▪ Vânia Kharmandayan

12 TRAUMA PEDIÁTRICO 65
Ivlacir Idilhermano Vasques Silva

13 TRAUMA DE PARTES MOLES DA FACE NA INFÂNCIA 77
Dov Charles Goldenberg ▪ Patricia Yuko Hiraki ▪ Vânia Kharmandayan

14 INSUFICIÊNCIA RESPIRATÓRIA POR DOENÇAS DE TRATAMENTO CIRÚRGICO 87
Maurício Macedo

15 DERRAME E EMPIEMA PLEURAL 91
Sauro Bagnaresi Júnior

16 AVALIAÇÃO E MANEJO DA OBSTRUÇÃO RESPIRATÓRIA AGUDA EM CRIANÇAS . . 97
Heitor Corrêa Barbin ▪ Durval Pessotti Júnior ▪ Sérgio Hitoshi Tajima

17 CORPOS ESTRANHOS DE VIAS AÉREAS E DIGESTIVAS EM CRIANÇAS 103
Heitor Corrêa Barbin ▪ Marco Tsai Chou ▪ Ricardo Kawaoka Miyake

18 HEMORRAGIA DIGESTIVA BAIXA. 113
Olga Maria Garcia Ferreira

19 URGÊNCIAS PEDIÁTRICAS EM OTORRINOLARINGOLOGIA 121
Marco Antonio dos Anjos Corvo ▪ Julia Maria Olsen ▪ Ana Carolina Cassanti
Stefano Bacco Amade ▪ Mariana Vendramini Castrignano de Oliveira

ÍNDICE REMISSIVO 137

Pranchas em Cores

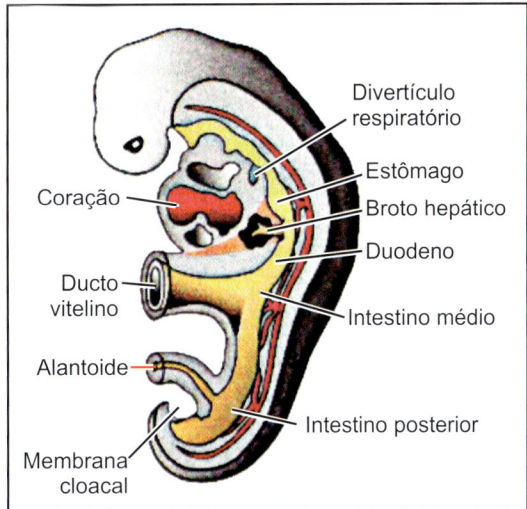

Fig. 5-1.

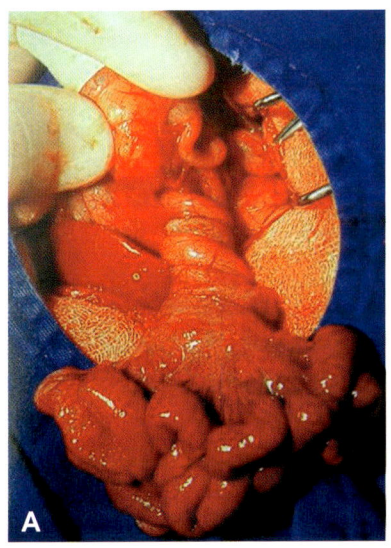

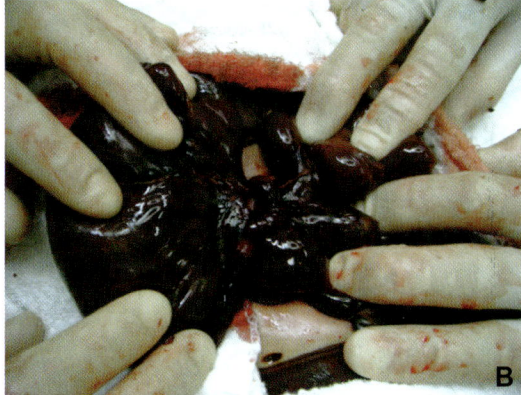

Fig. 5-8.

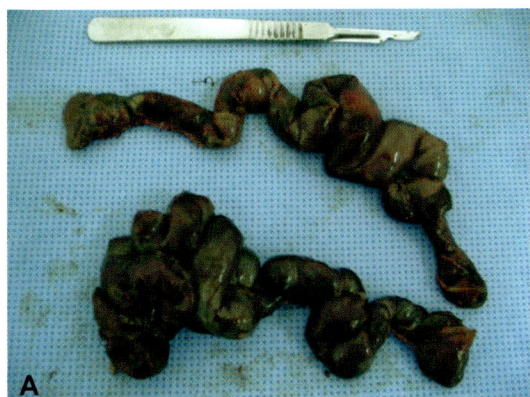

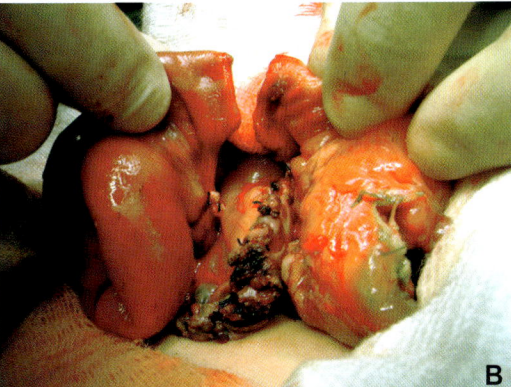

Fig. 5-9.

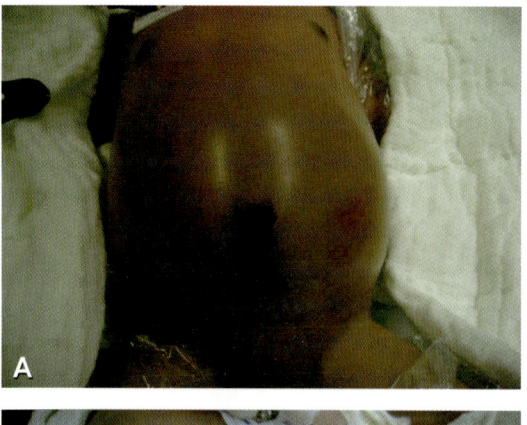
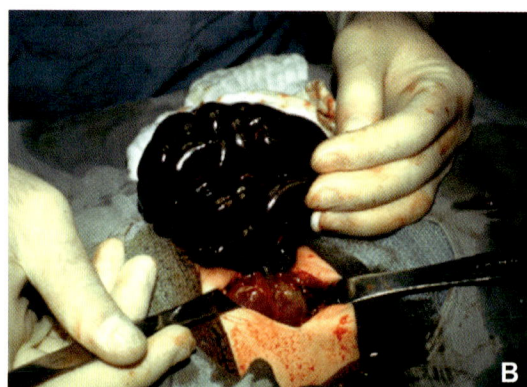
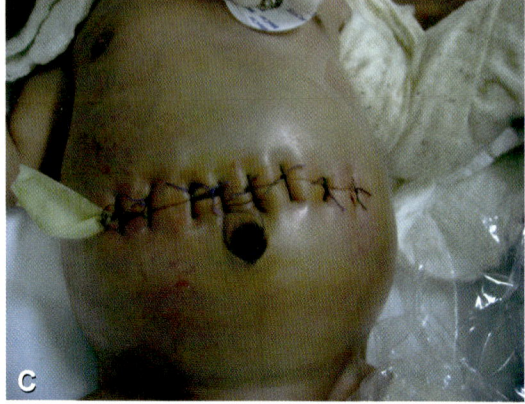

Fig. 5-10.

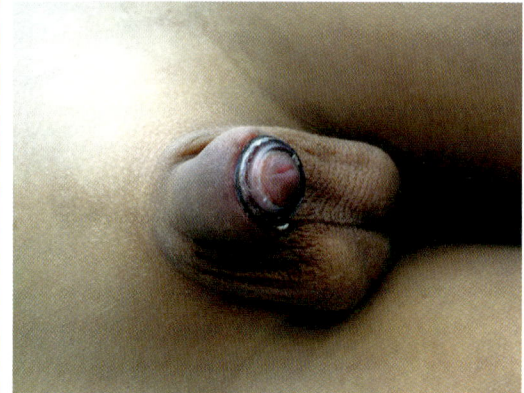

Fig. 8-1.

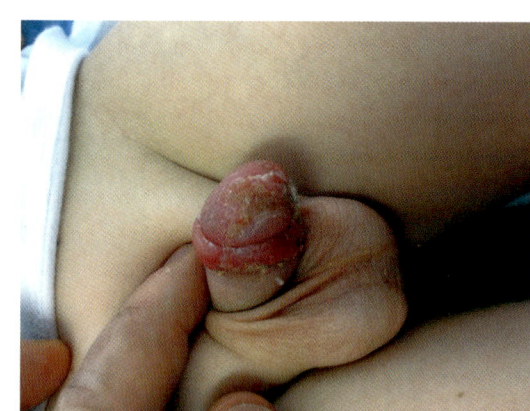

Fig. 8-2.

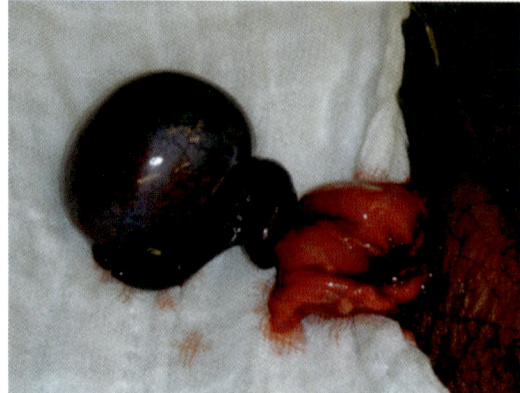

Fig. 10-1.

Manual de
Urgências Cirúrgicas em Pediatria

Thieme Revinter

1 Acessos Venosos na Urgência

João Gilberto Maksoud Filho

OBJETIVO

Esse capítulo tem por objetivo capacitar o leitor a determinar o acesso venoso mais indicado para cada situação de urgência específica.

INTRODUÇÃO

A obtenção de um acesso venoso urgente em crianças é um dos componentes mais básicos e críticos do atendimento de urgência.

O pediatra que atende no pronto-socorro tem que estar familiarizado com a indicação e com a prática na obtenção de um acesso venoso adequado e para a necessidade da criança naquele instante.

Atualmente existem várias opções de dispositivos de acesso venoso, cada qual com sua indicação e técnica específica de instalação. A decisão de qual acesso deve ser obtido precisa levar em conta uma série de fatores e condições momentâneas disponíveis, como indicação do acesso, necessidade de duração do acesso, experiência e habilidade da equipe de atendimento, disponibilidade dos dispositivos de acesso.

Para cada situação há um acesso venoso mais indicado, com vantagens e desvantagens (Quadro 1-1).

Quadro 1-1. Tipos de acesso venoso e suas complicações

Tipo	Duração	Vantagens	Desvantagens
Acesso periférico	Curta	■ "Fácil" inserção ■ Baixo custo ■ Poucas complicações	■ Fácil oclusão ■ Extravasamento ■ Uso limitado para certas medicações
Cateter central de inserção periférica (PICC)	Curta a média	■ Pode ser usado com várias medicações ■ Seguro e de menor custo	■ Necessita de treinamento para inserção ■ Potencial para oclusão ■ Posicionamento central pode ser difícil
Cateter central de inserção por punção (Polietileno)	Média	■ Maior durabilidade ■ Maior segurança na administração de medicações	■ Maior risco de infecção ■ Risco de acidentes de punção ■ Pode requerer anestesia em centro cirúrgico para instalação
Cateteres semi-implantáveis (Broviac, Hickmann)	Longa	■ Pouco trombogênicos ■ Diminuem risco de infecção ■ Seguros para utilização de várias medicações	■ Custo elevado ■ Necessita de implantação em centro cirúrgico com anestesia ■ Necessita de equipe treinada para manipulação

(Continua)

Quadro 1-1. Tipos de acesso venoso e suas complicações *(Cont.)*

Tipo	Duração	Vantagens	Desvantgens
Cateteres totalmente implantáveis (Port)	Longa	- Menor índice de infecção - Adequado para quimioterapia a longo prazo	- Custo elevado - Necessita de colocação cirúrgica - Necessita de equipe treinada para manipulação
Intraósseo	Curta (emergência)	- Acesso rápido e relativamente fácil - Poucas complicações - Pode ser usado para medicações de emergência	- Deve ser substituído assim que possível - Risco de osteomielite
Dissecção venosa	Emergência, média ou longa, dependendo do cateter e da técnica empregada	- Visualização direta da veia	- Ligadura venosa com perda definitiva da veia - Maior índice de infecção - Pode ser difícil a progressão para posição central

ACESSO PERIFÉRICO

A obtenção de um acesso periférico está indicada quando há necessidade de administração de fluidos ou drogas por curto período. Deve ser a preferência em situações de emergência, deixando o acesso central para uma ocasião em que as condições gerais permitam que este seja obtido com mais segurança e assepsia. No caso de traumatismos, um acesso periférico de bom calibre permite a reposição volêmica de forma mais rápida e eficiente que um acesso central. Os dispositivos do tipo Jelco são os mais utilizados atualmente por serem práticos, seguros e com maior durabilidade. Veias dos membros superiores e inferiores podem ser utilizadas. As veias jugulares externas e safena junto ao maléolo medial são veias calibrosas, porém mais difíceis de serem canuladas por profissionais menos experientes. Atualmente, equipamentos de ultrassom ou transiluminação estão sendo testados para aumentar a eficiência das punções venosas em adultos e crianças. Pomadas tópicas de anestésico podem minimizar o desconforto causado pela punção venosa, mas têm a desvantagem de necessitar de vários minutos de contato do produto com a pele até obtenção da anestesia local.

As complicações mais frequentes relacionadas com punção venosa são:

A) Tromboflebite, caracterizada por sinais inflamatórios no local da punção e no trajeto da veia. Deve ser tratada com a retirada do cateter e antibióticos caso identificada infecção.
B) Infiltração do subcutâneo, por extravasamento da solução administrada. Pode ser uma complicação mais grave se medicações como cálcio e adrenalina forem administradas por bomba de infusão. A presença dessas soluções no subcutâneo pode levar à necrose dos tecidos atingidos.

CATETER CENTRAL DE INSERÇÃO PERIFÉRICA

Também conhecidos como PICC, esses cateteres revolucionaram o acesso venoso em pediatria, mais especificamente em neonatologia. Não são a primeira opção em situações de emergência, pois demandam maior tempo e técnica asséptica para instalação, mas devem ser considerados sempre em recém-nascidos e crianças com previsão de internação mais prolongada (recém-nascidos com malformações do trato digestório ou que necessitarão de medicação por tempo prolongado). A utilização desses cateteres está associada a um menor número de complicações infecciosas e mecânicas. São feitos de silicone, material de maior biocompatibilidade e, consequentemente, permitem maior período de permanência. Esses cateteres são introduzidos em veias periféricas (cefálica, basílica, femoral, temporal etc.) e migram com o fluxo sanguíneo para a posição central.

É necessário treinamento específico e prática contínua para a inserção rotineira de PICCs em crianças. Hospitais que têm a prática rotineira de inserção de PICC contam com uma equipe treinada 24 horas/dia e costumam reservar um membro dos pacientes para colocação desses cateteres.

A progressão do cateter até a posição central pode ser difícil em algumas situações. Uma radiografia de tórax deve ser sempre obtida para confirmar a localização da ponta do cateter.

As complicações decorrentes da colocação de PICC são: infecção, sangramento, lesão arterial, arritmias e hemo/pneumotórax.

Existe uma preocupação quanto à infusão de sangue e hemoderivados em PICCs de pequeno calibre. Estudos recentes demonstram que esses produtos podem ser administrados com segurança em cateteres 27G.

CATETERES CENTRAIS POR PUNÇÃO

Nos últimos anos observamos uma significativa melhora na qualidade dos materiais que compõem os cateteres centrais, fato que permitiu maior durabilidade dos mesmos. A técnica de Seldinger (introdução guiada por fio) permitiu que esses cateteres pudessem ser utilizados mais frequentemente, inclusive em crianças pequenas, diminuindo a necessidade de dissecção venosa (o que implica em perda definitiva da veia pela dissecção e ligadura distal da mesma).

Entretanto, um índice de complicação próximo a 15% é descrito com a utilização de cateteres centrais, sendo as mais frequentes: as complicações infecciosas, trombóticas e mecânicas (hemotórax, pneumotórax, lesões arterial e nervosa).

Para melhor eficiência e menor índice de complicações, algumas recomendações devem ser seguidas no momento da instalação desses cateteres:

1. Devem ser instalados em ambiente próprio e seguindo técnicas de assepsia rígidas (paramentação completa, preparo da área de punção, colocação de campos).
2. A criança deve estar imobilizada ou sedada (em UTI, sob intubação orotraqueal, ou em centro cirúrgico com anestesia geral).
3. Posicionamento adequado da criança para punção.
4. Controle radiológico da introdução: após a introdução do fio-guia, deve-se obter uma primeira imagem radiológica para localização do mesmo. Somente após a verificação de progressão adequada pode-se seguir com o procedimento. Uma segunda radiografia deve ser obtida para localização do cateter em posição adequada e verificação de pneumotórax ou derrames, no caso de punções de sistema da cava superior. Não há necessidade de uso de contraste, pois os materiais são radiopacos.

O profissional que se dispuser a passar um cateter central deve estar preparado, também, para tratar todas as complicações decorrentes do procedimento.

Os locais clássicos de punção em adulto também podem ser utilizados em crianças, conforme a experiência e a preferência do médico, ou seja, veias jugular interna por via posterior, jugular interna por via anterior, subclávia e femoral. Nossa preferência pessoal é pela punção da veia jugular interna por via anterior, entre as inserções inferiores na clavícula e manúbrio esternal do músculo esternoclidomastóideo (Figs. 1-1 e 1-2).

Em casos em que a punção deste local seja mais difícil ou não recomendada, optamos pela punção da veia femoral. O acesso femoral tem alto índice de sucesso e baixo índice de complicações, sendo preferido por ser mais seguro em situações de emergência.

Mais recentemente, o ultrassom tem sido utilizado durante a punção venosa. Relatos científicos publicados até o momento sugerem que, em crianças, a utilização do método pode facilitar a punção venosa, mas não existem dados quanto à diminuição das complicações da passagem do cateter central. O uso do ultrassom requer treinamento específico e não dispensa as outras medidas de segurança para passagem de cateteres centrais.

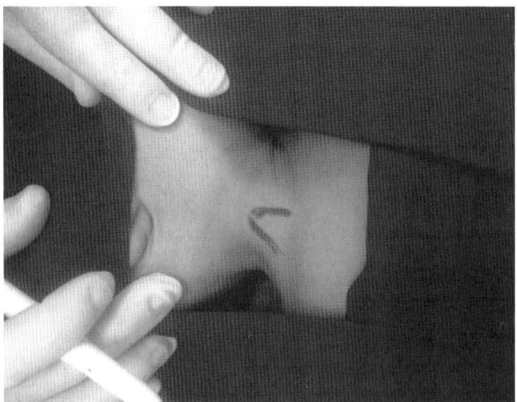

Fig. 1-1. Representação do triângulo formado pelos dois cabos do m. esternoclidomastóideo, por onde se pode acessar a veia jugular interna.

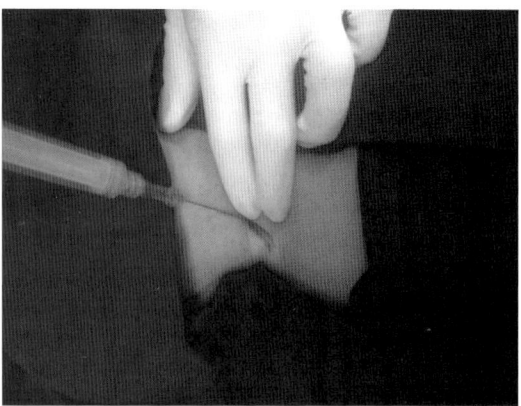

Fig. 1-2. Observar a punção da veia jugular interna: os dedos da mão esquerda palpam medialmente a artéria carótida, enquanto a mão direita punciona lateralmente a veia jugular.

ACESSO INTRAÓSSEO

O acesso intraósseo é usado, principalmente, para garantir rapidamente um acesso venoso quando há algum retardo ou dificuldade para acesso venoso periférico. Consiste em técnica de simples aprendizado e suas complicações são inferiores a 1%. A maior parte dos fármacos utilizados em emergências pode ser administrada por esta via em suas doses rotineiras. O acesso intraósseo pode ser usado com segurança em diferentes locais de punção, tanto em adultos quanto em crianças. Este acesso pode ser satisfatoriamente utilizado para coleta sanguínea tendo por objetivo a análise de gases e bioquímica sanguínea, infusão de sangue e hemoderivados, solução fisiológica para reposição volêmica em estados de choque, parada cardiorrespiratória e outras emergências, quando o acesso venoso convencional não pode ser rapidamente estabelecido. É excelente opção em casos de parada cardiocirculatória e choque.

A punção em crianças pode ser realizada com uma agulha comum de injeção tamanho 25 × 12, agulha para raquianestesia ou com trépano para biópsia de medula óssea.

O local para punção mais frequentemente usado em crianças é a face interna da tíbia, cerca de 1 a 3 cm abaixo da tuberosidade tibial. A agulha deve ser direcionada levemente inclinada (15 a 30°) para a parte distal, evitando a punção da cartilagem de crescimento. Ao se sentir a ponta da agulha atravessando o córtex ósseo, não mais se deve aprofundá-la.

O posicionamento correto da punção é determinado pelos seguintes parâmetros:

1. Perda discreta da resistência óssea.
2. A agulha permanece na posição vertical sem suporte.
3. Obtenção de medula óssea à aspiração da agulha.
4. A infusão de *bolus* de 5 a 10 mL de solução fisiológica, com uma seringa, resulta em mínima resistência e não deve haver evidência de infiltração no subcutâneo.

As complicações mais frequentes são: infiltração periostal ou subcutânea e abscessos locais. Recomenda-se a substituição do acesso intraósseo por um acesso venoso assim que possível, com o intuito de evitar as complicações.

DISSECÇÕES VENOSAS

A dissecção de veia para passagem de um cateter é realizada quando as outras opções de acesso venoso não são possíveis ou são potencialmente mais suscetíveis a complicações. Por exemplo, pacientes plaquetopênicos têm maior incidência de acidentes hemorrágicos com maior gravidade. Acessos venosos em recém-nascidos prematuros ou de baixo peso são um desafio real no fornecimento do melhor cuidado hospitalar. Até poucos dias após o nascimento, cateteres umbilicais podem ser utilizados, desde que sejam feitos de materiais apropriados, evitando trombose de veia porta. Como opção, ou no caso de necessidade de substituição do cateter umbilical, cateteres tipo PICC são os preferidos. A passagem de cateteres por punção em RN pequenos é limitada não apenas pelo risco de acidentes, mas pelo próprio tamanho dos cateteres. As veias centrais podem ser puncionadas com mais segurança com uso de ultrassom, mas a progressão do fio-guia ou do cateter é dificultada pelo diâmetro reduzido dos vasos.

As veias jugulares, facial, axilar ou safena, em sua crossa, são as mais utilizadas. A dissecção venosa é um procedimento laborioso e delicado que requer adequada imobilização da criança, condições adequadas de assepsia e iluminação. Se houver planejamento adequado e amplo de tratamento, jamais haverá necessidade de se realizar uma dissecção venosa "de urgência", em local e hora inapropriados. Como a criança é coberta com campos cirúrgicos, é necessário assegurar a ventilação e monitorizar as funções vitais. A forma ideal de cumprir essas recomendações é realizar o procedimento no Centro Cirúrgico com o auxilio de um anestesista.

Devemos optar por introduzir sempre o melhor cateter disponível, com a maior durabilidade possível, uma vez que a veia utilizada é ligada distalmente durante o procedimento e, portanto, é "perdida" para sempre. Cateteres de silicone do tipo Broviac ou Hickman são os melhores para essas situações. Embora mais "caros" que os cateteres centrais normais, têm a vantagem e, quando bem manipulados, permanecerem por períodos mais prolongados e com menor taxa de infecção e trombose.

Nos casos de múltiplas ressecções e perda dos acessos habituais, existem opções não convencionais de dissecção venosa, como a das veias epigástricas, intercostais, ázigos, ou até mesmo a introdução de um cateter direto na aurícula direita. Entretanto, quando cogitamos esses acessos, estamos lidando com crianças cujo o planejamento do tratamento não incluiu o uso racional de acessos venosos.

Um erro frequente em dissecção de veia é não deixar o cateter em posição central. Em adultos, se a ponta do cateter está em veia subclávia ou inominada, ou veia cava, consideramos o mesmo adequado para uso. Isso não se aplica às crianças. O fluxo sanguíneo dessas veias nas crianças não é suficiente para diluir adequadamente as soluções, podendo causar, rapidamente, flebite e trombose. Recomendamos posicionar o cateter na entrada do átrio direito.

A trombose da cava superior é uma das complicações mais temidas nessas condições.

O quadro clínico consiste em um edema e arrocheamento da face, cabeça e parte superior do tórax. Pode evoluir, em casos mais extremos, com derrame pleural e infiltração pulmonar, por deficiência, também, da drenagem linfática do território pulmonar. O cateter deve ser removido quando houver suspeita de trombose de veia cava e uma ultrassonografia com Doppler deve ser obtida para confirmação do diagnóstico. O uso de anticoagulantes sistêmicos não traz, comprovadamente, nenhum benefício nesses casos. A desobstrução com venografia e/ou uso de fibrinolíticos é ineficaz e potencialmente perigosa.

Concluindo, o uso racional e planejado de acessos venosos em crianças deve ser parte do plano terapêutico das equipes médicas. Recomendamos, em hospitais com serviços cirúrgicos, trauma e oncologia, a criação de grupos específicos para estudo e controle de qualidade em cateteres.

BIBLIOGRAFIA

Casado-Flores J, Barja J, Martino R *et al.* Complications of central venous catheterization in critically ill children. *Pediatr Crit Care Med* 2001;2(1):57-62.

Haas NA. Clinical review: vascular access for fluid infusion in children. *Critical Care* 2004;8:478-84.

McGee DC, Gould MK. Preventing complications of central venous catheterization. *N Rng J Med* 2003;348:1123-33.

Repa A, Mayerhofer M, Worel N *et al.* Blood transfusions using 27 gauge PICC lines: a retrospective clinical study on safety and feasibility. *Klin Padiatr* 2014 Jan.;226(1):3-7.

Scales K. Intravenous therapy: a guide to good practice. *Br J Nurs* 2008;17(19):S4-S12.

Shlamovitz GZ, Rowe VL *et al.* Pediatric intravenous cannulation. [Acesso em 19 de junho de 2016]. Disponível em: http://emedicine.medscape.com/article2008690-overview.

2 Abdome Agudo na Infância

Pedro Luiz de Brito ▪ José Luiz Ferreira Dias

O termo abdome agudo denota inúmeras situações que necessitam de intervenção médica imediata, cirúrgica ou não. O sintoma comum a essas várias afecções é a presença de dor abdominal de início súbito e que evoluiu com piora progressiva do estado geral do paciente. O abdome agudo pode ser classificado segundo a natureza do processo determinante em: obstrutivo, inflamatório, perfurativo e hemorrágico. Embora cada um desses tipos apresente sinais e sintomas característicos, é comum que os mesmos se misturem com a progressão da condição do paciente. É importante ficar claro que embora chegar ao diagnóstico etiológico no caso do abdome agudo seja importante, mais ainda é acertar a conduta inicial corrigindo os distúrbios hidreletrolíticos que, frequentemente, estão presentes e chamando o cirurgião para uma avaliação precoce do caso.

Em pediatria, esse diagnóstico torna-se particularmente difícil por uma série de condições que são características da faixa etária, dentre elas a grande prevalência da queixa de dor abdominal nas crianças. Por esse motivo e para tornar o assunto mais didático, abordaremos, inicialmente, as patologias que causam abdome agudo no primeiro ano de vida e, depois, as patologias que são mais frequentes nas crianças maiores.

ABDOME AGUDO NO PRIMEIRO ANO DE VIDA

Nesse período predominam os quadros obstrutivos, sendo quase todos os casos, no primeiro semestre, causados por hérnia inguinal encarcerada e, no segundo semestre, provocados por invaginação intestinal que será abordada em outro capítulo. Algumas patologias que são características do RN às vezes se manifestam, claramente, de modo tardio, como, por exemplo, a estenose hipertrófica do piloro, a obstrução intestinal por vício de rotação e a moléstia de Hirchsprung.

As patologias inflamatórias e as perfurativas apresentam quadros clínicos que se confundem, podendo, inclusive, ocorrer perfuração intestinal durante a evolução de um quadro inicialmente inflamatório. Já as causas hemorrágicas secundárias ao traumatismo abdominal são raras nesse grupo etário. Vejamos, então, as patologias mais frequentes.

Hérnia Inguinal Encarcerada

É o tipo de abdome agudo mais frequente no primeiro semestre de vida da criança. Num percentual de cerca de 10% dos casos, é a primeira manifestação clínica da hérnia inguinal na infância.

O quadro clínico mais frequente é de choro abrupto, contínuo, diferente do habitual, com características de dor (sofrimento). Ao tentar encontrar uma causa para o quadro, os pais, geralmente, observam abaulamento inguinal que não se reduz espontaneamente e que, em geral, não haviam percebido anteriormente.

Este quadro inicial pode evoluir para parada da eliminação de gazes e vômitos acompanhados de distensão abdominal. No exame clínico encontramos o abaulamento inguinal unilateral (menos frequentemente, pode ser bilateral), doloroso, tenso e, a depender do tempo de evolução, com sinais de hiperemia e edema locais.

Como método diagnóstico pode utilizar o ultrassom, que deverá diferenciar o conteúdo deste abaulamento entre sólido/gasoso (intestino e/ou ovário) e líquido (hidrocele). Podemos, também, utilizar a radiografia simples de abdome que, obrigatoriamente, deve incluir a região genital onde poderemos observar imagem de alça intestinal.

O tratamento segue padrões bem definidos:

1. Internação do paciente.
2. Iniciar imediatamente o jejum oral.
3. Hidratação endovenosa.
4. Tentativa de redução do conteúdo herniado.
5. Cirurgia imediata caso não haja redução e/ou haja suspeita clínica de sofrimento vascular na estrutura herniada.
6. Cirurgia eletiva após a redução bem-sucedida, quando houver melhora clínica do paciente e, melhora do edema inguinal (mantendo-se o paciente internado).

Por conta desta possibilidade de complicação, a hérnia inguinal deve ter sua correção cirúrgica realizada o mais célere possível após seu diagnóstico.

Como particularidades temos que, no caso das meninas, é comum que o conteúdo encarcerado seja o ovário que, raramente, acaba estrangulando e que também é mais difícil de reduzir. Nesses casos, desde que a criança aparentemente não esteja sentindo dor nem existam sinais de estrangulamento do conteúdo herniado, a cirurgia pode ser realizada mais tardiamente.

Já no caso dos meninos, causa preocupação o diagnóstico diferencial entre hérnia encarcerada e cisto de cordão espermático. Embora no caso do cisto de cordão não exista a queixa de dor e o abaulamento presente na região inguinal seja mais móvel, indolor e sem sinais flogísticos, esse diagnóstico diferencial às vezes é muito difícil. Nesses casos a USG da região inguinal pode ser útil e, caso persista a dúvida, a cirurgia de urgência deve ser realizada.

Estenose Hipertrófica do Piloro

Habitualmente o quadro clínico se inicia na segunda semana de vida, com vômitos (e não regurgitações) recorrentes, persistentes, classicamente não biliosos, após **praticamente** todas as mamadas. O RN após esses vômitos se apresenta com fome e aceita outra oferta de leite.

Por tratar-se de obstáculo mecânico ao trânsito duodenal, não há melhora do quadro quando iniciado o tratamento para RGE fisiológico, seu principal diagnóstico diferencial. Com o passar dos dias, o paciente vai acentuando o déficit ponderal.

Seu diagnóstico pode ser realizado, clinicamente, com a visualização das ondas peristálticas gástricas da esquerda para direita (as ondas de Kussmaul) e a palpação da "oliva pilórica" no epigástrio. O diagnóstico por imagem pode ser realizado por USG e/ou por radiografia contrastada – EED.

O tratamento segue a sequência abaixo:

1. Jejum oral.
2. Sonda oro ou nasogástrica aberta.
3. Hidratação parenteral.
4. Correção dos distúrbios hidreletrolíticos observados.
5. Cirurgia **somente** após serem cumpridos os itens acima. Não se trata de quadro de correção cirúrgica de urgência.

O tratamento cirúrgico consiste na realização de uma piloromiotomia, sendo raras as complicações.

Obstruções Duodenais – Volvo do Intestino Médio – Bridas Congênitas

Algumas formas de suboclusão duodenais, como aquelas causadas por vício de rotação, pâncreas anular, atresia em membrana (*wind-sock*) podem manifestar-se após o período neonatal. Todas se caracterizam por vômitos biliosos, distensão abdominal predominante no epigástrio. A radiografia contrastada da porção superior do tubo digestório confirma o diagnóstico.

Dentre essas afecções, aquela que pode determinar um quadro abdominal agudo muito grave é o vício de rotação, pois além da suboclusão intestinal alta, pode ocorrer torção do mesentério com necrose de um segmento extenso do delgado. O quadro é de início abrupto, caracterizando-se por vômitos biliosos repetidos e persistentes, dor abdominal, choque, eliminação de secreção sanguinolenta ou franca melena. Radiologicamente, além da imagem gástrica, quase não se veem imagens gasosas no restante do abdome e o estudo contrastado pode mostrar uma imagem típica, em saca-rolhas, no arco duodenal. O tratamento cirúrgico deve ser imediatamente instituído, pois a evolução para gangrena intestinal pode ocorrer rapidamente.

ABDOME AGUDO NA CRIANÇA ACIMA DE 1 ANO

Nessa faixa etária os sinais e sintomas dos diferentes tipos de patologias que podem-se apresentar como abdome agudo são ainda mais inespecíficos depois de algum tempo de evolução dos quadros. Considerando a divisão clássica, os mais comuns são:

Inflamatório

Várias dessas afecções, algumas de tratamento cirúrgico, apresentam quadro clínico que pode levar à confusão diagnóstica com apendicite aguda. As principais são:

- *Pancreatite aguda:* antecedente de trauma sobre o epigástrio ou litíase biliar pode estar presente, embora a etiologia viral ou idiopática seja mais frequente. Na suspeita deve-se solicitar a dosagem da amilase e lipase. Na etiologia traumática sempre deve ser feita tomografia computadorizada para decidir quanto ao tratamento cirúrgico.
- *Peritonite primária:* o antecedente de síndrome nefrótica está, invariavelmente, presente, existe ascite leve e peritonite difusa, mas com manifestações pouco intensas de irritação peritoneal. A punção peritoneal revela líquido turvo, e o esfregaço corado pelo Gram permite o diagnóstico etiológico, normalmente um germe Gram-positivo.
- *Diverticulite de Meckel:* o quadro é idêntico ao da apendicite aguda de rápida evolução. O diagnóstico diferencial só é feito durante a cirurgia.
- *Colecistite aguda:* o quadro é semelhante, com manifestações de dor no ponto vesicular. Mais frequente em meninas adolescentes, com algum grau de obesidade. A ultrassonografia permite o diagnóstico correto.
- *Anexite aguda:* deve ser lembrada em face da associação com vulvovaginite. Nas adolescentes, o quadro é o da mulher adulta. O diagnóstico diferencial é muito difícil e, na persistência da dúvida, será indicada a exploração cirúrgica, que poderá ser feita por laparoscopia.
- *Torção de cisto de ovário:* o quadro costuma ser semelhante ao da apendicite aguda. Se existir dúvida, especialmente quanto à palpação de tumoração abdominal em meninas pré-adolescentes ou adolescentes, a ultrassonografia deverá ser solicitada.

Obstrutivo

Obstrução secundária ao linfoma Não Hodgkin

Mais de dois terços dos linfomas não Hodgkin em nosso meio são abdominais, mais frequentemente no intestino delgado. Geralmente o quadro é de uma suboclusão intestinal de evolução subaguda, com massa palpável, sugerindo invaginação intestinal. A ultrassonografia orienta o diagnóstico, que só se confirmará no ato cirúrgico. Neste é preferível a realização de uma simples biópsia, pois essa neoplasia é, na maioria das vezes, curável com o tratamento quimioterápico, sendo desnecessária a realização de uma ressecção intestinal.

Suboclusão por áscaris

Há cerca de 10 anos, constituíam afecção de grande prevalência em nosso meio. Sua incidência vem apresentando redução bastante sensível, tanto quanto ao número como quanto à gravidade dos casos. Outras possíveis complicações da ascaridíase são o volvo intestinal e a ascaridíase hepatobiliopancreática. Na suboclusão ou oclusão intestinal, a confirmação se faz por radiografia simples de abdome que mostra a imagem característica do novelo de áscaris e na ascaridíase hepatobiliopancreática, pela ultrassonografia.

Na maioria das vezes o tratamento é clínico com:

1. Jejum.
2. Hidratação por veia periférica.

3. Sonda nasogástrica aberta, sendo fechada a cada 4 horas durante, uma hora, após a administração de 20 a 40 mL de óleo mineral e piperazina, 75 mg/kg/24 horas.
4. Enteroclismas, 10 mL/kg de solução salina com glicerina (10:1), repetidos a cada 8 horas.

Ante a falha do tratamento clínico ou suspeita de volvo intestinal será indicado o tratamento cirúrgico, em que se procederá à mobilização do bolo de áscaris para o cólon esquerdo ou, se necessário, à ressecção intestinal. Na ascaridíase hepatobiliopancreática, caso se disponha de equipamento endoscópico adequado, pode-se realizar a retirada dos áscaris da via biliar.

Perfurativo e Hemorrágico

Geralmente secundário ao traumatismo abdominal. Inicialmente, a criança deve ser cuidadosamente avaliada do ponto de vista hemodinâmico e neurológico para, então, caracterizar-se a natureza do trauma abdominal. A melhor avaliação do paciente politraumatizado é aquela proporcionada pela tomografia computadorizada com contraste endovenoso, infelizmente nem sempre disponível nos serviços de emergência. Na falta de tomografia, o ultrassom é um método adequado para confirmação diagnóstica e acompanhamento evolutivo.

Hemorragia intraperitoneal

É o quadro mais frequente. As alterações hemodinâmicas habitualmente estão presentes, sendo a palidez cutânea, na maioria dos casos, evidente. As vísceras mais comumente lesionadas são o baço, o fígado, o rim e o pâncreas.

Desde que se disponha de estrutura que possibilite vigilância permanente e constante, permanecendo o paciente hemodinamicamente estável, é possível tentar-se o tratamento não cirúrgico.

O tratamento cirúrgico consistirá na sutura das lesões hepáticas ou esplênicas. Nos casos de trauma esplênico, em que a sutura ou esplenectomia parcial não puderam ser realizadas, será realizada a esplenectomia.

Peritonite

Ocorre nos casos de lesões de vísceras ocas e pâncreas. Em relação às vísceras ocas, os sinais de irritação peritoneal difusa estão, em geral, presentes, mas no início do quadro são pouco intensos. A dosagem da amilasemia é imprescindível nos casos de traumatismo abdominal fechado, por ser o método ideal para a caracterização do comprometimento pancreático. O estudo radiológico do abdome, realizado sempre em posição ortostática, revelará pneumoperitônio.

O tratamento será cirúrgico nos casos de lesões de vísceras ocas. Nas lesões pancreáticas pode adotar-se conduta conservadora.

Traumatismo abdominal aberto

Qualquer traumatismo em que se evidencie a penetração da cavidade abdominal será tratado com laparotomia exploradora.

Abdome agudo na infância (Quadro 2-1)

Quadro 2-1. Exames diagnósticos

	Exame laboratorial	Imagem
Inflamatório	- Leucograma - PCR	- US - TC com contraste
Obstrutivo	- Leucograma - Na/K	- Radiografia simples (AP e deitado) - (US não indicado)
Hemorrágico	- Hemograma	- TC com contraste endovenoso

BIBLIOGRAFIA

D'Agostino J. Common abdominal emergencies in children. *Emerg Med Clin North Am* 2002 Feb.;20(1):139-53.

Mason JD. The evaluation of acute abdominal pain in children. *Emerg Med Clin North Am* 1996 Aug.;14(3):629-43.

McCollough M, Sharieff GQ. Abdominal pain in children. *Pediatr Clin North Am* 2006 Feb.;53(1):107-37.

McCollough M, Sharieff GQ. Abdominal surgical emergencies in infants and young children. *Emerg Med Clin North Am* 2003 Nov.;21(4):909-35.

Schwartz MZ, Bulas D. Acute abdomen. Laboratory evaluation and imaging. *Semin Pediatr Surg* 1997 May;6(2):65-73.

van Heurn LW, Pakarinen MP, Wester T. Contemporary management of abdominal surgical emergencies in infants and children. *Br J Surg* 2014 Jan.;101(1):e24-33.

As meninas podem-se apresentar com tumoração móvel na virilha, normalmente indolor e difícil de reduzir, que pode corresponder a um ovário encarcerado.[17,18]

FISIOPATOLOGIA

A fisiopatologia do encarceramento envolve aumento gradual do órgão aprisionado dentro de um espaço restrito do canal inguinal. Este efeito resulta em diminuição na drenagem venosa e linfática, com consequente aumento do edema e da pressão. Eventualmente, a pressão excede a pressão da perfusão arterial, levando ao desenvolvimento de necrose e gangrena. Com estas alterações circulatórias, a massa na virilha se torna mais firme, podendo aparecer edema e vermelhidão da pele sobre a massa. Ocorre queda do estado geral da criança. Quando estas alterações ocorrem, o termo estrangulado é usado, demonstrando a necessidade de uma intervenção cirúrgica imediata. A incidência atual da necessidade de ressecção intestinal por infarto na hérnia é extremamente baixa, em torno de 0,1%.[7]

DIAGNÓSTICO/EXAMES COMPLEMENTARES

O diagnóstico da hérnia inguinal é clínico, realizado por história e exame físico (Fig. 3-2). Normalmente há história de hérnia no lado afetado. Ocasionalmente, o encarceramento pode ser o primeiro sinal ou sintoma da presença da hérnia.

Nos casos duvidosos, a realização de uma radiografia da região inguinoscrotal (uma única incidência) pode demonstrar níveis hidroaéreos nessa região. A radiografia abdominal evidencia sinais de obstrução intestinal de causa mecânica, com distensão abdominal e níveis hidroaéreos.[14]

A ultrassonografia poderia auxiliar no diagnóstico diferencial com torção de testículo inguinal, linfadenite inguinal; orquiepididimite e cisto agudo de cordão espermático ou do canal de Nuck.[19]

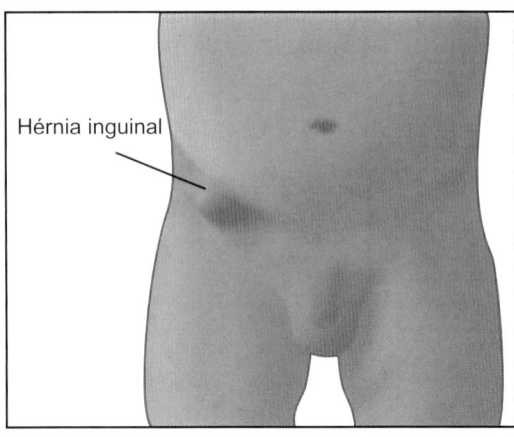

Fig. 3-2. Hérnia inguinal encarcerada.

TRATAMENTO

Tratamento Não Cirúrgico

A redução manual, não cirúrgica, da hérnia inguinal encarcerada é o primeiro tratamento de escolha e tem efetividade de 70 a 96% dos casos.[4,7,15] A vantagem da redução manual inclui tempo para ressuscitação fluídica, otimização do estado pré-operatório da criança e resolução do edema dentro do saco herniário e cordão espermático, tornando a herniorrafia subsequente tecnicamente menos difícil e mais segura.[1]

Como a redução manual é uma manobra relativamente dolorosa, a criança chora muito, aumentando a pressão intra-abdominal e impedindo a redução. Aconselha-se o uso de analgesia ou sedação para redução da dor e da ansiedade da criança (Quadro 3-1).[20,21]

Cada sedativo potente deve ser administrado sob a supervisão direta de um familiar, em razão de seus possíveis efeitos colaterais e reações adversas. Equipamentos com monitorização (eletrocardiograma e oximetria de pulso) devem estar conectados ao paciente. Equipamentos de oxigena-

Quadro 3-1. Relação de analgésicos e sedativos, com respectivas doses, que podem ser utilizadas na hérnia inguinal encarcerada

Analgésicos	Dose
Cloridrato de cetamina (Ketalar®)	1 a 2 mg/kg/dose IV 6,5-13 mg/kg/dose IM
Meperidina (Dolantina®)	1-1,5 mg/kg/dose
Citrato de fentanila (Fentanil®)	2-3 mcg/kg IM ou IV lento
Sulfato de morfina (Dimorf®)	0,1 mg/kg IM ou IV lento
Sedativos	
Midazolam (Dormonid®)	0,05 a 0,15 mg/kg/dose IM ou IV lento
Cloridrato de prometazina (Fenergan®)	1 mg/kg IM
Clorpromazina (Amplictil®)	0,5 mg/kg IM

ção, aspiração e ressuscitação também devem estar disponíveis. Estes medicamentos têm riscos particulares nas crianças prematuras, significativamente desidratadas ou letárgicas, em razão do risco de depressão respiratória e apneia.[22]

Uma vez sedada, a criança deve ser colocada em posição de Trendelenburg 30 a 40° e aplicado gelo sobre a virilha afetada para diminuir o edema.[2] A aplicação de gelo deve ser feita muito cuidadosamente em recém-nascidos e lactentes prematuros, devido ao risco de hipotermia.[2]

Após o posicionamento da criança e a sedação, aguardam-se alguns minutos, esperando uma redução espontânea. Caso não haja êxito, realizar a redução manual com manobras suaves (Fig. 3-3). O primeiro e o segundo dedos da mão esquerda fixam o anel inguinal interno, enquanto, com a mão direita, se comprime o conteúdo encarcerado para cima em direção ao anel inguinal interno, mantendo pressão constante.[23]

Após a redução da hérnia, a criança deve ser admitida no hospital para monitorização, e a cirurgia normalmente é retardada por 1 a 2 dias, evitando-se uma dissecção sobre um tecido edemaciado.[7]

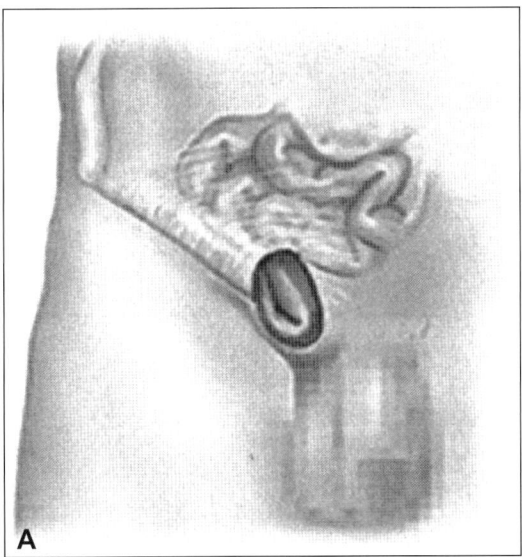 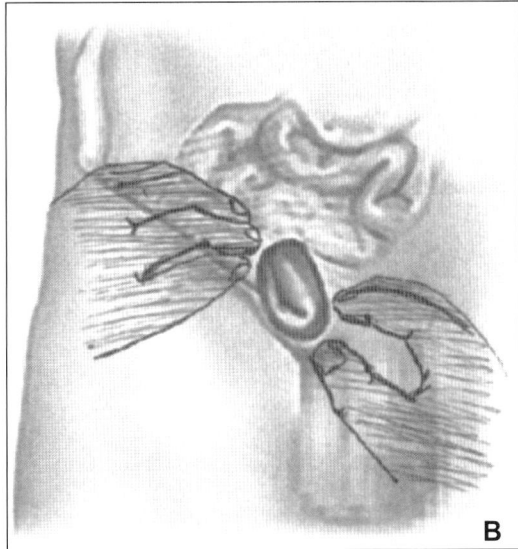

Fig. 3-3. (A e B) Redução manual da hérnia inguinal encarcerada.

O ovário irredutível não é uma indicação de cirurgia de emergência, mas necessita de cirurgia o mais breve possível. O ovário encarcerado não apresenta risco pela compressão do seu pedículo, e sim pela torção do mesmo, que pode acontecer a qualquer momento.[4,23,24]

Não se deve tentar a redução manual nos casos de acentuada distensão abdominal, sinais de irritação peritoneal, sinais de toxicidade (febre, taquicardia, leucocitose > 15.000 leucócitos), pneumoperitônio e criptorquidia associada. É extremamente improvável que um intestino com significativo comprometimento vascular ou necrose seja reduzido.[23]

Nos casos em que a hérnia inguinal não pode ser reduzida, está indicada cirurgia de urgência.

Tratamento Cirúrgico

Os princípios cirúrgicos são basicamente os mesmos de uma herniorrafia rotineira, com alguns adicionais. Se a hérnia reduzir espontaneamente após a criança ser anestesiada, mas antes da incisão, a operação deve prosseguir. O acesso é, na maioria das vezes, o habitual, com a incisão um pouco maior que na operação eletiva. O canal inguinal é aberto e o saco peritoneal exposto e incisado para avaliar seu conteúdo. Se a víscera envolvida estiver viável, ela será devolvida para a cavidade abdominal e a operação completada pela ligadura alta do saco herniário. Às vezes é necessário ampliar o orifício profundo para permitir, além da redução, que as alças sejam exteriorizadas o suficiente para comprovar se o intestino é normal, proximal e distal à alça intestinal reduzida. Se o conteúdo herniário estiver com a vitalidade comprometida após o alívio do elemento constritor, colocam-se compressas mornas durante alguns minutos. Se não houver melhora ou continuar com aspecto questionável, estarão indicadas ressecção intestinal e anastomose.[22]

Nunca se deve reduzir o conteúdo herniário sem a certeza de sua vitalidade. Se a redução ocorrer antes desta certeza, o aspecto do líquido do saco herniário pode orientar quanto à vantagem de concluir a operação ou explorar a cavidade, pela mesma incisão ou por contra-abertura, para verificar se existe intestino inviável.[23]

A operação para hérnia estrangulada é particularmente difícil nos pacientes muito pequenos, porque o saco é edematoso e esgarça facilmente e os casos espermáticos e o canal deferente são mais vulneráveis.[25-28]

O suprimento sanguíneo testicular está suscetível à compressão pela hérnia estrangulada ou encarcerada, à qual, se prolongada, pode resultar em atrofia testicular em cerca de 2-5% dos casos.[29] A incidência de achados de testículo cianótico na cirurgia da hérnia encarcerada é alta, cerca de 30%;[15] entretanto, com o alívio da compressão vascular e redução e reparo da hérnia, o testículo geralmente sobrevive. Nos casos questionáveis, o testículo não deve ser removido, mas reposicionado no escroto e a herniorrafia completada.[27]

REFERÊNCIAS BIBLIOGRÁFICAS

1. Gholoum S, Baird R, Laberge JM, Puligandla PS. Incarceration rates in pediatric inguinal hernia: do not trust the coding. *J Pediatric Surg* 2010;45:1007-11.
2. Weber G, Tracy TF. Groin hernias and hydroceles. In: Ashcraft KW, Holder TM. *Pediatric surgery*, 2nd ed. Philadelphia: Saunders, 1993. p. 562-70.
3. Gawad N, Davies DA, Langer JC. Determinants of wait time for infant inguinal hernia repair in a Canadian children's hospital. *J Pediatr Surg* 2014;49:766-9.
4. Niedzielski J, Kr l R, Gawtowska A. Could incarceration of inguinal hernia in children be prevented? *Med Sci Monit* 2003;9:CR16-8.
5. Zamakhshary M, To T, Guan J, Langer JC. Risk of incarceration of inguinal hernia among infants and young children awaiting elective surgery. *CMAJ* 2008;179:1001-5.
6. Rescorla FJ, Grosfeld JL. Inguinal hernia repair in the perinatal period and early infancy: clinical considerations. *J Pediatr Surg* 1984;19:832-7.
7. Ein SH, Njere I, Ein A. Six thousand three hundred sixty-one pediatric inguinal hernias: a 35-years review. *J Pediatric Surg* 2006;41:980-6.
8. Lau ST, Lee YH, Caty MG. Current management of hernias and hydroceles. *Semin Pediatr Surg* 2007;16:50-7.
9. Nagraj S, Sinha S, Johnson P *et al.* The incidence of complications following primary inguinal herniotomy in babies weighing 5 kg or less. *Pediatr Surg Int* 2006;22:500-2.

10. Bronsther B, Abrams MW, Elboim C. Inguinal hernia in children – A study of 1,000 cases and a review of the literature. *J Am Med Womens Assoc* 1972;27:522- 5.
11. Maillet OP, Garnier S, Dadure C et al. Inguinal hernia in premature boys: should we systematically explore the contralateral side? *J Pediatr Surg* 2014;49:1419-23.
12. Lloyd DA, Rintala RJ. Inguinal hernia and hydrocele. In: O'Neill Jr JA, Rowe MI, Grosfeld JL *et al. Pediatric surgery*, 5th ed. St. Louis: Mosby 1998. p. 1071-86.
13. Glick PL, Boulanger SC. Inguinal hernias and hydroceles. In: Coran AG, Adzick NC, Krummel TM *et al. Pediatric surgery,* 7th ed. Philadelphia: Elsevier, 2012. p. 994-1000.
14. Durante AP, Baratella JRS, Velhote MCP *et al.* Obstrução intestinal no lactente e na criança maior: diagnóstico e tratamento. Projeto Diretrizes – Associação Médica Brasileira e Conselho Federal de Medicina, vol. 4. São Paulo, 2005. p. 1-10.
15. Puri P, Guiney EJ, O'Donnell B. Inguinal hernia in infants: the fate of the testis following incarceration. *J Pediatr Surg* 1984;19:44-6.
16. Misra D, Hewitt G, Potts SR *et al.* Inguinal herniotomy in young infants with emphasis on premature neonates. *J Pediatr Surg* 1994;29:1495-8.
17. van Heurn LW, Pakarinen MP, Wester T. Contemporary management of abdominal surgical emergencies in infants and children. *BJS* 2014;101:e24-e33.
18. Boley SJ, Cahn D, Lauer T *et al.* The irredutible ovary: a true emergency. *J Pediatric Surg* 1991;26:1035-8.
19. Hyun PM, Jung AY, Lee Y *et al.* CT and US findings of ovarian within an incarcerated inguinal hernia. *Emerg Radiol* 2015;22:91-4.
20. Goldman RD, Balasubramanian S, Wales P, Mace SE. Pediatric surgeons and pediatric emergency physician' attitudes towards analgesia and sedation for incarcerated inguinal hernia reduction. *J Pain* 2005;6:650-5.
21. Al-Ansari K, Sulowsky C, Ratnapalan S. Analgesia and sedation practices for incarcerated inguinal hernias in children. *Clin Pediatr* (Phila) 2008;47:766-9.
22. Gabriel E. Inguinal hernia in childhood. *Rev Col Bras Cir* 2001;28:444-52.
23. Sheynkin YR, Hendin BN, Schlegel PN, Goldstein M. Microsurgical repair of iatrogenic injury to the vax deferens. *J Urol* 1998;159:139-41.
24. Murdoch RW. Testicular strangulation from incarcerated inguinal hernia in infants. *J R Coll Surg Edinb* 1979;24:97-101.
25. Stylianos S, Jacir NN, Harris BH. Incarceration of inguinal hernia in infants prior to elective repair. *J Pediatr Surg* 1993;28:582-3.
26. Chan KWE, Lee KH, Tam YH *et al.* Laparoscopic inguinal hernia repair by the hook method in emergency setting in children presenting with incarcerated inguinal hernia. *J Pediatr Surg* 2011;46:1970-3.
27. Lee SL, BuBois JJ, Rishi M. Testicular damage after surgical groin exploration for elective herniorrhaphy. *J Pediatr Surg* 2000;35:327-30.
28. Matsuda T, Muguruma K, Hiura Y *et al.* Seminal tract obstruction caused by childhood infuinal herniorrhaphy: results of microsurgical reanastomosis. *J Urol* 1998;159:837-40.
29. Lee SL, Gleason JM, Sydorak RM. A critical review of premature infants with inguinal hernias: optimal timing of repair, incarceration risk, and postoperative apnea. *J Pediatr Surg* 2011;46:217-20.

4 Apendicite Aguda

João Gilberto Maksoud Filho

OBJETIVO

Nesse capítulo será discutida a apendicite aguda (AA) com ênfase em seu diagnóstico na infância e suas peculiaridades. Discutiremos as estratégias para aprimorar o diagnóstico, o papel dos métodos de imagem nesse diagnóstico e sua aplicabilidade em hospitais públicos.

Ao final, o leitor deve estar apto a identificar em crianças o quadro clínico mais comum da AA, bem como as situações em que exames subsidiários são necessários ou desnecessários. Deve estar apto, ainda, a preparar adequadamente o paciente para cirurgia ou realizar as medidas de suporte até que o tratamento definitivo seja estabelecido.

INTRODUÇÃO

Apendicite é a doença mais comum que leva à cirurgia de emergência em crianças, estando presente em 1 a 8% das crianças que são atendidas em pronto-socorro com dor abdominal aguda. Torna-se mais frequente a partir dos 5 anos de idade, sendo a causa mais prevalente a partir dos 12 anos.

Quando presente em crianças menores ou meninas em idade reprodutiva, o diagnóstico torna-se mais difícil, tanto pela história clínica pouco típica quanto pelos achados menos claros ao exame físico (Quadro 4-1).

Embora seja doença conhecida há séculos, de tratamento muito bem estabelecido, apesar dos métodos de diagnóstico e tratamento mais avançados, ainda existem crianças que morrem em decorrência de complicações de uma apendicite aguda. A mortalidade varia de 1 a 13%, dependendo da gravidade da apresentação da doença. Dados provenientes do DATASUS mostram 31 óbitos por apendicite aguda na cidade de São Paulo, apenas 3 em crianças de até 14 anos, em 2013.

De forma prática, a doença pode-se apresentar de duas formas, com tratamento e evolução distintos:

1. **AA não complicada ou simples:** fases iniciais da doença, sem perfuração ou formação de abscessos.

Quadro 4-1. Diagnóstico diferencial da dor abdominal aguda de acordo com a idade

Menor que 2 anos	2 a 5 anos	5 a 12 anos	Maior que 12 anos
▪ Cólica do lactente	▪ Gastroenterite	▪ Gastroenterite	▪ Apendicite
▪ Gastroenterite	▪ Apendicite	▪ Apendicite	▪ Gastroenterite
▪ Constipação	▪ Constipação	▪ Constipação	▪ Constipação
▪ ITU	▪ ITU	▪ ITU	▪ Dismenorreia
▪ Invaginação intestinal	▪ Invaginação intestinal	▪ Trauma	▪ "Dor do meio"
▪ Volvo do intestino	▪ Volvo do intestino	▪ IVAS	▪ DIP
▪ Hérnia encarcerada	▪ Trauma	▪ Pneumonia	▪ Abortamento
▪ D. de Hirschsprung	▪ Crise falciforme	▪ Crise falciforme	▪ Prenhez ectópica
	▪ IVAS	▪ PHS	▪ Torção testicular/ ovariana
	▪ PHS	▪ Adenite mesentérica	
	▪ Adenite mesentérica		

ITU = Infecção do trato urinário; IVAS = infecção das vias aéreas superiores; PHS = púrpura de Henoch-Schönlein; DIP = doença inflamatória pélvica.

2. **AA complicada:** quando ocorre perfuração e/ou contaminação da cavidade abdominal com material fecal levando à infecção localizada ou disseminada.

Aproximadamente um terço dos pacientes submetidos à apendicectomia no Hospital Municipal Infantil Menino Jesus já se apresentam, inicialmente, com a doença em fase mais avançada.

O diagnóstico da apendicite é feito apenas pela história e achados de exame físico. Entretanto, os erros de diagnóstico encaixam-se nas seguintes situações:

A) A criança é diagnosticada com apendicite, mas durante a cirurgia observa-se outra causa para a dor (diverticulite de Meckel, linfadenite mesentérica, cisto de ovário em meninas maiores etc.).
B) A criança é diagnosticada com apendicite, mas durante a cirurgia nenhuma alteração é encontrada.
C) A criança não é diagnosticada e retorna com dor ou com apendicite numa fase mais avançada, ou seja, perfuração e/ou abscesso.
D) A criança tem achados de exame físico e laboratoriais frustros, mas possui diagnóstico de apendicite em exames de imagem.

Nos dois primeiros casos costuma-se falar em apendicitectomia "branca". Até pouco tempo, uma porcentagem de 15 a 25% de apendicectomias "brancas" era aceita e tolerada em um serviço cirúrgico como um "preço a ser pago" para diminuir a incidência de casos de AA complicadas e que demoravam a ser operadas.

QUADRO CLÍNICO

O diagnóstico de apendicite aguda na infância é feito com base nos sintomas e sinais clássicos: dor abdominal periumbilical que migra para a fossa ilíaca direita, náuseas e vômitos, dor localizada à palpação em FID com ou sem macicez (ou plastrão) palpável, com descompressão brusca positiva e febre. A combinação de história clínica e exame físico tem precisão de 90% para diagnóstico.

Mecanismos de controle de qualidade e de gerenciamento de recursos hospitalares têm incentivado a criação de escalas de pontuação (*scores*), com parâmetros clínicos e laboratoriais para aprimorar a predição de algumas doenças mais frequentes. Algumas escalas como a de Alvarado, Eskelinen Ohmann foram elaboradas e aplicadas com eficiência na população adulta, porém não apresentam a mesma efetividade em crianças. Existem escalas criadas, especificamente, para crianças, como *Pediatric Appendicitis Score,* mas estas necessitam de estudos populacionais maiores e mais bem controlados para demonstrar sua validade.

EXAMES COMPLEMENTARES

Nenhum exame laboratorial é 100% sensível e 100% específico para diagnóstico de AA. O leucograma se altera em mais de 90% dos casos, porém, uma contagem normal de leucócitos não descarta a presença de apendicite. Os níveis séricos altos da proteína C reativa já foram descritos como marcadores da doença, mas estudos revelam que um aumento significativo ocorre apenas a partir do segundo ou terceiro dia da instalação do quadro clínico.

O ultrassom (US) do abdome é o exame inicialmente solicitado na maioria dos prontos-socorros de todo o mundo em razão de sua maior praticidade e pela vantagem de não expor a criança à radiação. O diagnóstico ultrassonográfico inequívoco é feito quando o radiologista identifica uma estrutura tubular de paredes espessadas e não compressiva na fossa ilíaca direita. Na prática, observamos que, na criança previamente hígida, esse achado específico é pouco encontrado nos casos com clínica e exame físico atípico, e frequente naqueles em que o diagnóstico clínico (que já é suficiente para a indicação cirúrgica) é claro. Outros sinais indiretos, como presença de líquido livre na cavidade abdominal, edema de alças ou peristaltismo aumentado ou diminuído são muito inespecíficos e não devem ser considerados, pois também podem estar presentes em outras doenças intestinais como gastroenterite e linfadenite mesentérica. Em meninas em fase puberal ou pré-puberal, o US deve, também, visualizar a integridade de ovários e anexos para descartar outros diagnósticos.

Deve-se salientar que o US é um exame cuja eficácia depende da experiência do radiologista e da familiaridade do mesmo com diagnósticos nessa faixa etária. Em hospitais pediátricos, com radiologistas dedicados especificamente a diagnóstico por imagem na criança, a sensibilidade e especificidade do exame são superiores a 90%.

A tomografia computadorizada (TC) de abdome tem-se tornado progressivamente mais disponível para diagnóstico de emergência em hospitais públicos. Em crianças, seu uso é ponderado quanto à maior exposição à radiação. Aparentemente, a TC tem maior sensibilidade para diagnóstico de apendicite, desde que seja realizada com contraste (oral e venoso). Entretanto, estudos comparativos mostram a eficácia semelhante para diagnóstico entre TC e US, especialmente quando este é repetido após certo tempo nos casos duvidosos.

O uso de métodos avançados de imagem (US mais sensíveis e TC com contraste) associados a protocolos de avaliação clínicos foram responsáveis por uma significativa diminuição no índice de apendicectomias "brancas" nos últimos 10 anos (de 15 a 25% para 8 a 10%). O número de apendicites "complicadas", por outro lado, teve discreta redução (de 18 para 15,5%) no mesmo período.

SITUAÇÕES ESPECIAIS DE APENDICITE EM CRIANÇAS

Apendicite em Crianças abaixo de 5 Anos

Os achados clínicos nessas crianças diferem acentuadamente. Nessa faixa etária a criança não localiza a dor na FID, referindo-a com periumbilical. A dor à palpação é bilateral e frequentemente acompanhada de diarreia. A progressão para a fase complicada da doença é mais rápida. Ao contrário do que ocorre em crianças maiores e adultos, o epíplon da criança menor é mais curto e não "bloqueia" a inflamação. Em quase 60% dos casos as crianças dessa idade já se apresentam com peritonite generalizada à primeira consulta no PS. Não é raro, também, encontrarmos crianças nessa faixa etária sendo tratadas como portadoras de infecção do trato urinário, quando, na verdade, são portadoras de apendicite. Nesses casos, frequentemente, o apêndice inflamado está em contato com a bexiga ou ureter, causando leucocitúria. Os exames de imagem são de grande auxílio para o diagnóstico nesse caso, mas não devem retardar o tratamento quando a criança se apresenta com peritonite franca ao exame físico. Em recém-nascidos e lactentes, a apendicite aguda tem incidência muito baixa. Quando presente, deve-se suspeitar de associação com doença de Hirschsprung.

Apendicite na Menina em Início de Idade Reprodutiva

Na adolescente, outras condições podem apresentar sintomas que se confundem com apendicite, como cisto de ovário roto, salpingites, infecções urinárias, gravidez tubária.

A "dor do meio" (*Mittelschmerz*, em alemão) é um termo para dor na ovulação ou "dor do meio do ciclo". Cerca de 20% das mulheres experimentam "mittelschmerz", algumas em todos os ciclos e outras de forma intermitente. Caracteriza-se por dor abdominal de intensidade variável. A ovulação causa um sangramento leve no interior da cavidade abdominal, resultando em dor súbita e constante na região inferolateral do abdome. A dor pode aparecer de forma subita e, normalmente, se atenua após algumas horas, embora, algumas vezes, dure por 2 ou 3 dias.

Portanto, nessa faixa etária deve-se atentar mais para a confirmação, sempre que possível, do diagnóstico com o auxílio de métodos de imagem. A videolaparoscopia pode ser opção para diagnóstico e tratamento para esses casos.

Apendicite na Criança Neutropênica

O diagnóstico preciso da apendicite no paciente neutropênico (habitualmente, crianças que são submetidas à quimioterapia) nem sempre é claro. Crianças neutropênicas podem desenvolver enterocolites ou ileítes terminais (conhecidas como tiflites) numa incidência muito semelhante à apendicite (1,5% de tiflites × 1,7% de apendicite) que apresentam quadros clínicos semelhantes. Nas crianças neutropênicas com AA as manifestações clínicas podem ser frustras e inespecíficas, podendo evoluir rapidamente para peritonite e sépsis. A apendicectomia precoce é bem tolerada nessas crianças e evita tal evolução. Porém, o diagnóstico preciso da apendicite aguda deve ser feito com rapidez e precisão, evitando-se, também, uma cirurgia desnecessária nessa situação. Caso o diagnóstico seja de tiflite, a criança deve ser tratada conservadoramente, com antibióticos e estimuladores da produção de granulócitos. Nesses casos a tomografia com duplo contraste é de grande auxílio para o estabelecimento do diagnóstico.

PREPARO DO PACIENTE PEDIÁTRICO PARA CIRURGIA

Na imensa maioria das vezes não há qualquer preparo necessário para cirurgia. Pacientes que apresentam vômitos em decorrência da apendicite podem-se apresentar desidratados em grau leve a moderado, mas não apresentam alterações eletrolíticas. A reposição deve ser feita com soluções tipo Ringer e evitando solução salina a 0,9% ou solução glicosada pura. O jejum deve ser instituído tão logo haja suspeita de apendicite. Atenção para o uso indiscriminado de enemas em crianças com dor abdominal inespecífica, pois esses podem disseminar contaminação peritoneal em crianças que já se apresentem com apendicite perfurada ou prestes a perfurar. Exames da coagulação são desnecessários, a menos que o paciente apresente história prévia de sangramentos excessivos.

Existe uma crença difundida entre médicos de que não se deve dar analgésicos para pacientes com suspeita de AA antes do exame do cirurgião para não "mascarar" o exame físico. Tal afirmação carece de fundamento. Os anti-inflamatórios não hormonais, como dipirona, podem ser administrados, levando a um alívio da dor sem bloquear a reação de peritonite durante a palpação ativa do cirurgião causada pelo apêndice inflamado. Analgésicos derivados de morfina devem ser evitados, mas raramente são necessários no pré-operatório.

A administração de antibióticos altera o curso natural da doença e pode tratar ou retardar a evolução de apendicites em fase inicial. Dessa forma, não recomendamos a administração de antibióticos antes da confirmação diagnóstica e da determinação da conduta a ser tomada. Tão logo o diagnóstico seja feito, pode-se iniciar a administração de antibióticos.

Em casos de AA simples, a antibioticoterapia será administrada por apenas 1 ou 2 dias, como profilaxia para infecção de ferida operatória, pois ainda não há contaminação da cavidade. Nesse caso recomendamos a utilização de cefalosporinas de primeira ou segunda geração. Nos casos em que se suspeita de perfuração com contaminação da cavidade, lembrar que a flora contaminante é sempre mista, a despeito do crescimento de apenas uma colônia de bactérias em culturas de abscesso ou hemocultura. Por isso não solicitamos, rotineiramente, a cultura das secreções intraperitoneais observadas por ocasião da cirurgia. Portanto, a terapia de largo espectro para cobertura de Gram-negativos, anaeróbios e *Enterobacter* está indicada. Geralmente empregamos associação de antibióticos para obter sinergismo de atuação dos mesmos (ampicilina, amicacina e metronidazol ou clindamicina), que deverão permanecer por tempo prolongado, dependendo da evolução no pós-operatório.

TRATAMENTO CIRÚRGICO

A apendicectomia é o tratamento preconizado para a apendicite aguda em crianças. Estudos comparativos não mostram diferenças significativas quanto à evolução pós-operatória quando a cirurgia é feita de forma convencional ou via videolaparoscopia. Quando operadas na fase inicial, é possível alimentar a criança algumas horas após o término do procedimento e dar alta precocemente, independente do acesso empregado. As incisões das cirurgias convencionais são pequenas e se não houver infecção de ferida resultam em cicatrizes discretas (Fig. 4-1). O acesso videolaparoscópico deve ser considerado em meninas adolescentes (pela possibilidade de patologias tubo-ovarianas) e pacientes obesos (quando as incisões são maiores e possuem maior possibilidade de infecção no pós-operatório). Nesses casos a videolaparoscopia pode ser diagnóstica e/ou terapêutica.

A despeito da via de acesso utilizada, quando houver a indicação cirúrgica em suspeita de apendicite aguda, recomenda-se a retirada do apêndice mesmo se a apendicite for "branca".

Atualmente existem vários relatos na literatura médica a respeito do tratamento conservador da apendicite aguda apenas com antibióticos e/ou drenagem de abscessos. Devemos salientar que apesar de vários pacientes terem sidos tratados com sucesso dessa forma, não recomendamos esse tratamento sem um protocolo muito bem estabelecido pela equipe hospitalar. Tal tratamento pode ser realizado apenas em situações muito bem controladas e com o acompanhamento contínuo de uma equipe cirúrgica, o que, na maioria das vezes, não ocorre em nosso meio.

Crianças tratadas de forma conservadora têm, estatisticamente, 30% de chance de desenvolver novo episódio de apendicite aguda no futuro e, por isso, alguns cirurgiões recomendam que a apendicectomia seja realizada mesmo com o tratamento conservador, após a resolução da fase aguda da doença, de forma eletiva.

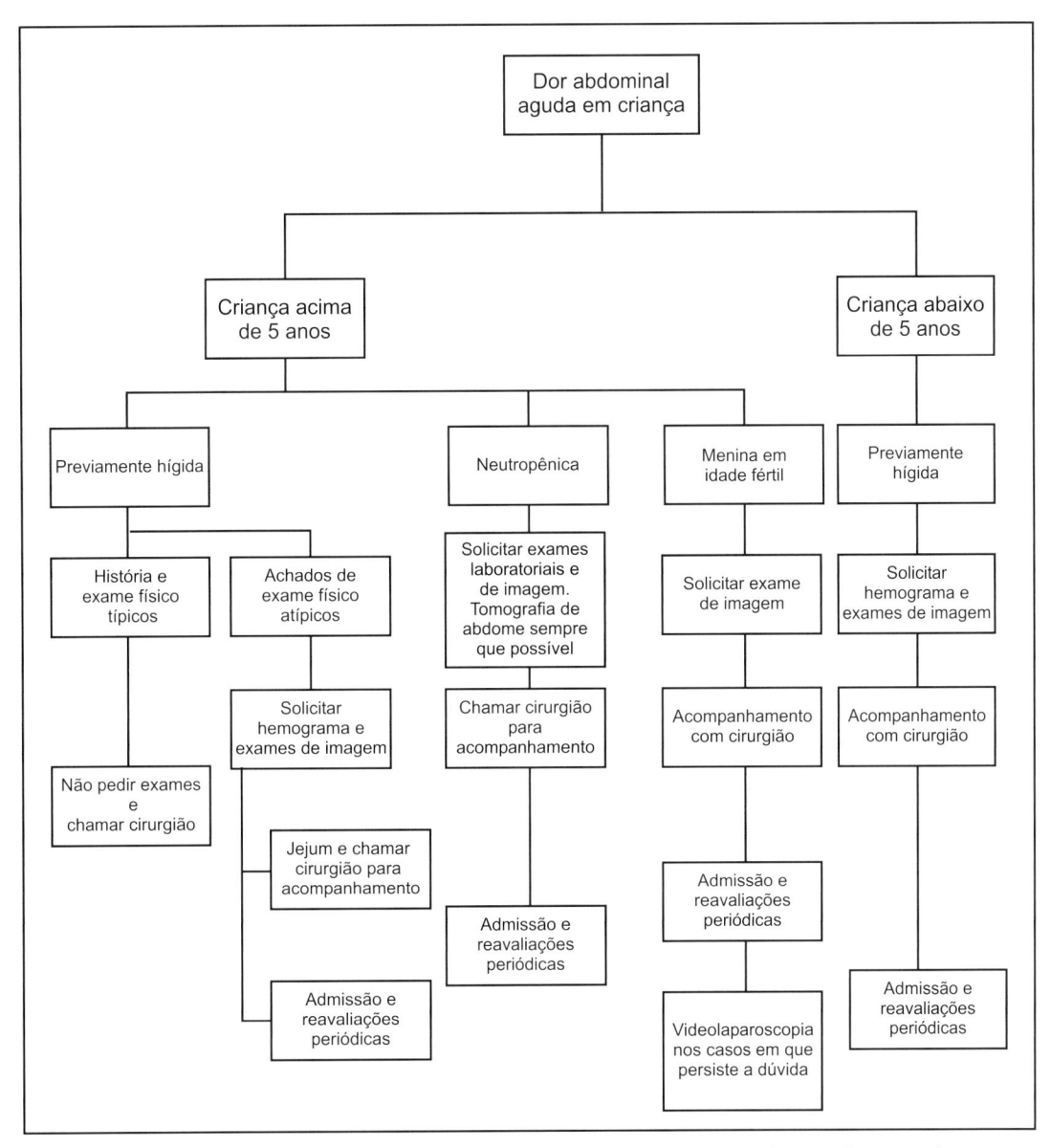

Fig. 4-1. Algoritmo de conduta na criança com dor abdominal aguda e suspeita de apendicite aguda.

BIBLIOGRAFIA

Drake FT, Flum DR> Improvement in the diagnosis of appendicitis. *Adv. Surg.* 2013;47:299-328.

Kulik DM, Uleryk EM, Maguire JL. Does this child have appendicitis? A systematic review of clinical prediction rules for children with acute abdominal pain. *J Clin Epidemiol* 2013;66:95-104.

Mortellaro VE, Juang D, Fike FB, et al. Treatment of appendicitis in neutropenic children. *J Surg Res* 2011;170:14-16.

Ohle R , O´Reilly F, O´Brien KK *et al.* The Alvarado score for predicting acute appendicitis: a sistematic review. *BMC Medicine*, 2011;9:139.

Van Heurn LWE, Pakarinen MP, Wester T. Contemporary management of abdominal surgical emergencies in infants and children. *BJS* 2014;101:e24-e33.

5 Volvo de Intestino Médio e Má Rotação Intestinal

Rafael Forti Maschietto

Ao final desse capítulo, o médico não especialista deve estar apto a reconhecer a criança que apresenta suspeita de volvo de intestino médio, prover suporte clínico, estabilização hemodinâmica e procedimentos terapêuticos iniciais para encaminhamento ao serviço especializado, com menor risco possível ao paciente.

INTRODUÇÃO

Intestino médio se refere à porção intestinal irrigada pela artéria mesentérica superior, que compreende desde a transição duodenojejunal (ângulo de Treitz) à porção média do cólon transverso. Volvo de intestino médio se refere à torção deste segmento ao redor da artéria mesentérica superior, com consequente obstrução intestinal, e vascular, isquemia e necrose de todo esse segmento.

Para compreender melhor o volvo de intestino médio é preciso, antes, entender pontos fundamentais da embriologia intestinal como seu crescimento, rotação e fixação.

Durante o segundo mês de desenvolvimento embrionário, o intestino do embrião (composto pelos intestinos anterior, médio e posterior – Fig. 5-1) se alonga rapidamente, excedendo a capacidade da cavidade abdominal, herniando através do cordão umbilical. No terceiro mês, enquanto retorna para a cavidade, sofre rotação de 270 graus no sentido anti-horário, ao redor da artéria mesentérica superior (Fig. 5-2), e se fixa no retroperitônio, ficando o ângulo de Treitz ou duodenojejunal à esquerda da linha média, e o ceco no quadrante inferior direito. Essa fixação previne o volvo ou torção intestinal ao redor dessa artéria, garantindo assim adequado aporte sanguíneo a este segmento intestinal.

A má rotação se refere a qualquer e toda variação que ocorre no processo de rotação e fixação do trato gastrintestinal descrito acima, levando a duas principais formas de apresentação clínica: aguda e crônica.

A forma crônica é secundária ao volvo incompleto e intermitente do intestino médio, levando à dor abdominal crônica, vômitos biliosos intermitentes, falha de crescimento (por síndrome da má absorção) e refluxo gastrintestinal secundário. O diagnóstico e o tratamento são basicamente os mesmos da forma aguda, porém, diferentemente desta, não é uma emergência cirúrgica.

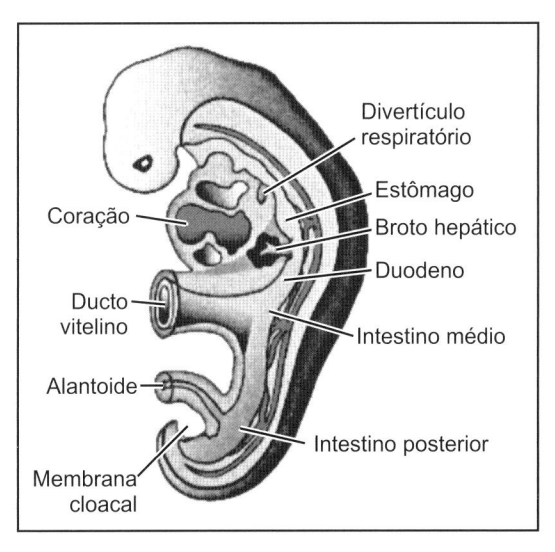

Fig. 5-1. Esquema de embrião no segundo mês de desenvolvimento. Destaca-se o aparelho digestório primitivo (tubo cilíndrico na cor amarela) subdividido em intestino anterior (irrigado pelo tronco celíaco e formado pelo divertículo respiratório, estômago, broto hepático e duodeno), médio (irrigado pela artéria mesentérica superior e formado pelo intestino delgado desde o duodeno até a porção média do cólon transverso) e posterior (irrigado pela artéria mesentérica inferior e formado pelo intestino grosso desde a porção média do cólon transverso até o reto). (Ver *Prancha* em *Cores*.)

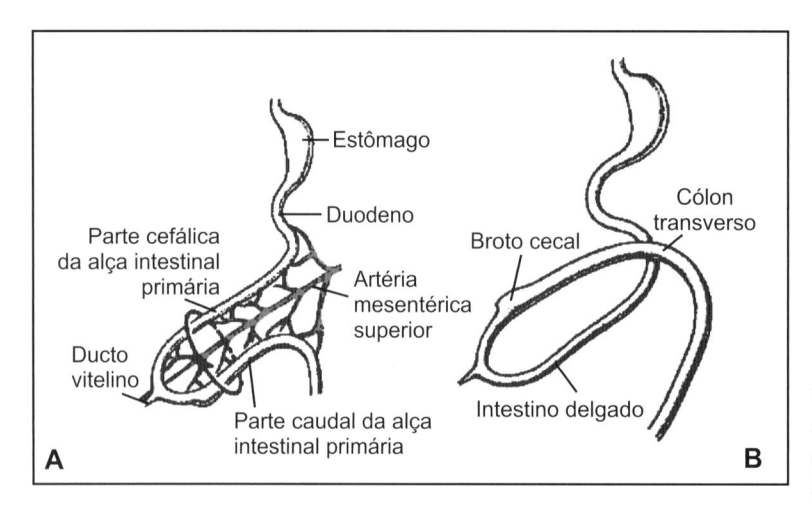

Fig. 5-2. (**A** e **B**) Observa-se a rotação intestinal ao redor da artéria mesentérica superior.

A forma aguda, à qual o capítulo se refere, é chamada de volvo de intestino médio e também conhecida como "catástrofe abdominal". É secundária ao volvo completo de todo o intestino médio ao redor da artéria mesentérica superior. É uma emergência cirúrgica e o sucesso do seu tratamento é diretamente proporcional ao tempo entre o início dos sintomas e o tratamento cirúrgico propriamente dito.

É uma das patologias pediátricas, que assim como a torção de testículo e a gastrosquise, necessita de avaliação cirúrgica e tratamento em caráter de urgência.

EPIDEMIOLOGIA

O vício de rotação e fixação intestinal tem prevalência de um caso para cada 500 nascidos vivos, é levemente mais frequente no sexo masculino e aproximadamente 50% são sintomáticos no período neonatal, sendo a manifestação predominante o vômito bilioso. Pode estar associado a outras anomalias congênitas da parede abdominal e do diafragma (como onfalocele, gastrosquise, síndrome de *prune-belly* e hérnia diafragmática), assim como a atresias e estenoses intestinais.

Não há estimativa sobre quantos desses recém-nascidos com má rotação intestinal desenvolverão volvo de intestino médio, porém, sabe-se que 30% desses volvos ocorrem na primeira semana de vida, 75% no primeiro mês e 90% no primeiro ano.

É uma das principais causas de síndrome do intestino encurtado.

FISIOPATOLOGIA

Torção ou volvo do intestino, ao redor da artéria mesentérica superior, com consequente obstrução intestinal e ao fluxo sanguíneo, levando à isquemia e necrose de todo o segmento intestinal irrigado por essa artéria.

QUADRO CLÍNICO

O quadro agudo ocorre, na maioria das vezes, em RNs, lactentes e crianças no primeiro ano de vida.

Inicialmente o volvo leva a um quadro de obstrução intestinal na região duodenal, caracterizado, principalmente, por início abrupto de vômitos biliosos e distensão abdominal epigástrica. Após poucas horas de evolução, os sinais e sintomas referentes à isquemia e infarto intestinal (ocasionados pela obstrução da artéria mesentérica superior) aparecem, como dor abdominal intensa, tensão da parede abdominal à palpação e sangramento retal. Mau estado geral com desequilíbrio hidreletrolítico (acidose metabólica pela hipoperfusão intestinal), toxemia, hipovolemia e choque aparecem em casos avançados com necrose intestinal irreversível.

Na maioria dos casos, a distinção entre esta patologia e as demais, que também podem cursar com vômitos biliosos e distensão abdominal, é feita pelo exame físico abdominal. Nessa "catástrofe abdominal" o recém-nascido ou lactente apresenta dor intensa, há peritonite associada e o abdome encontra-se distendido e tenso. Em estágios de necrose intestinal a pele abdominal sobrejacente adquire aspecto brilhante e eritematoso (Fig. 5-3).

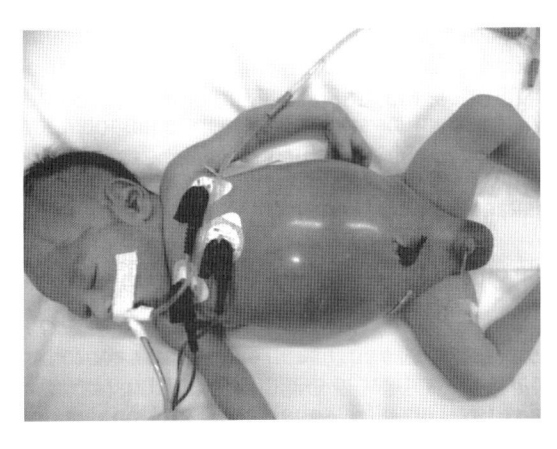

Fig. 5-3. Recém-nascido na mesa cirúrgica com quadro clínico característico de volvo de intestino médio – refluxo bilioso pela sonda gástrica, distensão abdominal com abdome tenso associado à hiperemia da pele sobrejacente sugerindo necrose intestinal.

Nas crianças maiores o quadro é intermitente, podendo apresentar dor crônica, sinais obstrutivos intermitentes, má absorção ou refluxo gastresofágico de difícil controle clínico.

INVESTIGAÇÃO DIAGNÓSTICA

É importante salientar que história de vômitos biliosos de início agudo, associados à distensão e dor abdominal, em recém-nascidos ou lactentes previamente hígidos, é fortemente sugestivo de volvo de intestino médio. Portanto, antes de prosseguir a investigação, a avaliação de um cirurgião faz-se necessária e urgente.

Nos casos agudos, com sinais peritoníticos e deterioração progressiva do estado geral, a investigação por imagem não deve ser feita por retardar a conduta cirúrgica, o que pode ser decisivo para a recuperação do intestino e, portanto, o prognóstico da criança.

O primeiro exame a ser solicitado em patologias de origem abdominal é a radiografia simples do abdome, nas incidências em pé e deitada. Em 80% dos casos, quando associada ao quadro clínico, sugere fortemente o diagnóstico e é suficiente para indicação cirúrgica.

Os sinais mais comuns a serem procurados são:

- *Sinal da dupla bolha:* ar no estômago (primeira bolha) e no duodeno (segunda bolha), e ausência ou pouco ar no restante do intestino, significando obstrução intestinal ao nível duodenal (Fig. 5-4).
- *Pneumoperitônio:* indicando perfuração intestinal.

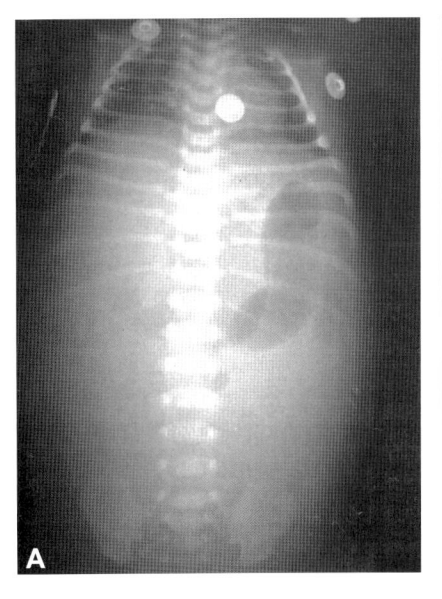

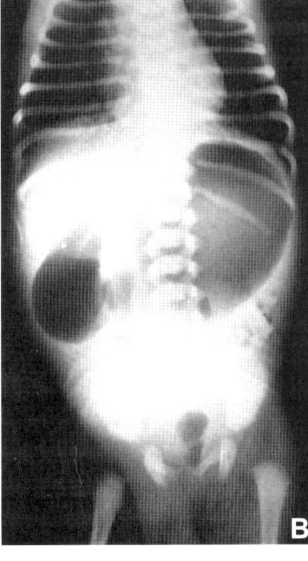

Fig. 5-4. (A e B) Radiografias simples de abdome de recém-nascidos com suspeita clínica de volvo de intestino médio. Observam-se sinal da dupla bolha e ausência de ar no restante do trato gastrintestinal.

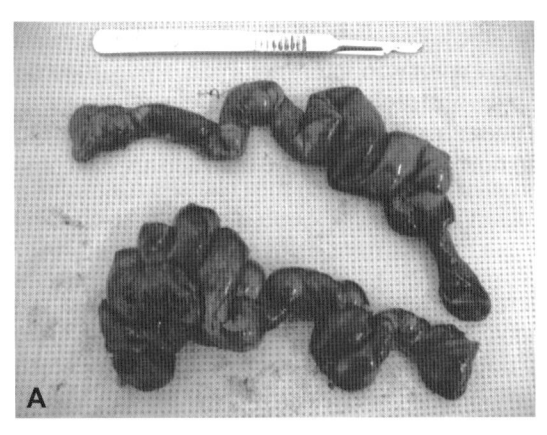

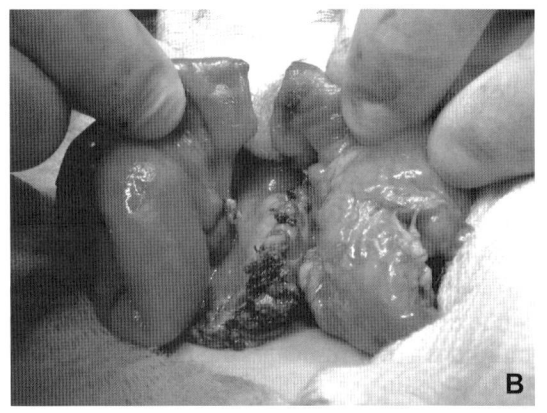

Fig. 5-9. (**A**) Segmento intestinal ressecado em recém-nascido com quadro de necrose intestinal por volvo de intestino médio. (**B**) Mesmo recém-nascido sendo submetido à anastomose do intestino remanescente. (Ver *Prancha* em *Cores*.)

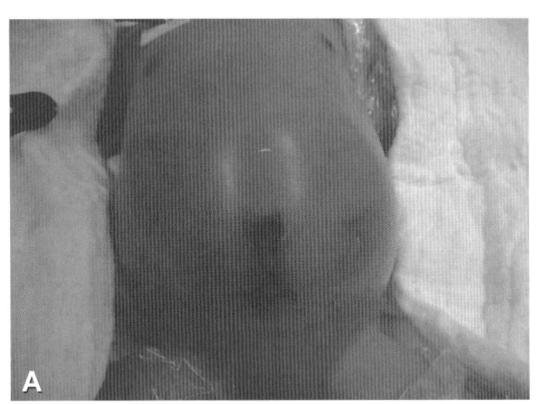

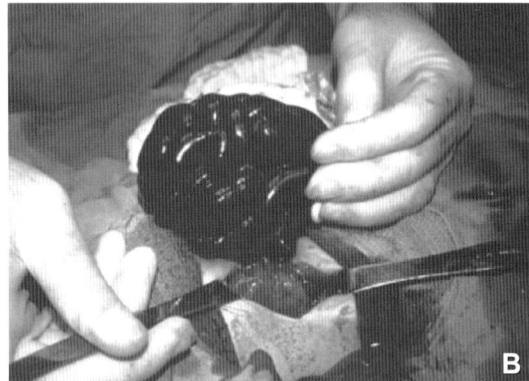

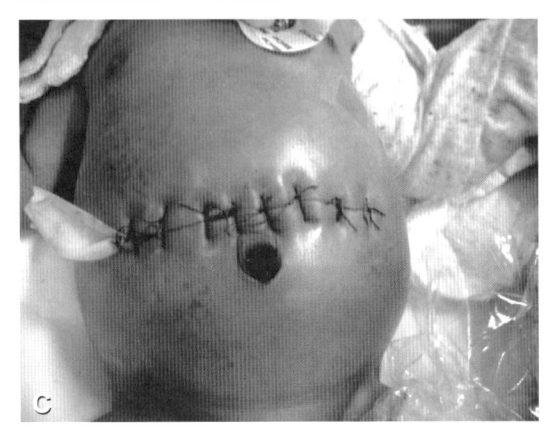

Fig. 5-10. Recém-nascido com quadro de volvo de intestino médio. (**A**) Aspecto do abdome no pré-operatório. Observam-se distensão e hiperemia de parede sugerindo necrose intestinal. (**B**) Sinais de necrose de todo o intestino médio no intraoperatório. Optou-se por redução do volvo e reabordagem cirúrgica após 24 horas. (**C**) Aspecto imediato do pós-operatório, dreno de Penrose deixado na cavidade abdominal. (Ver *Prancha* em *Cores*.)

CONSIDERAÇÕES FINAIS

Vômitos biliosos e distensão abdominal são sintomas e sinais frequentemente encontrados nas mais diversas patologias de recém-nascidos e lactentes. Porém, devemos estar atentos para separarmos aquelas que necessitam de avaliação e tratamento cirúrgicos imediatos daquelas que não são urgentes. Como discutido anteriormente, os vômitos biliosos com distensão abdominal associados a dor abdominal intensa nesta faixa etária deve nos levar à suspeita de má rotação intestinal com volvo de intestino médio, sendo, portanto, mandatória e emergente a avaliação de um cirurgião pediátrico. Quanto menor o tempo entre o início dos sintomas e o tratamento cirúrgico, maiores são as possibilidades de salvação do intestino acometido.

BIBLIOGRAFIA

Bensard DD (Ed.), Cuffari C. *Intestinal malrotation clinical presentation*. [Acesso em: 12 de agosto de 2015] Disponível em: Medscape.com, 2014.

Durante AP, Baratella JRS, Velhote MCP et al. Obstrução intestinal neonatal: diagnóstico e tratamento. Projeto Diretrizes da Associação Médica Brasileira e Conselho Federal de Medicina, 2005.

Grosfeld JL, O'Neill Jr. JA, Fonkalsrud EW, Coran AG. *Pediatric surgery*, 6th ed, Philadelphia: Mosby Elsevier, 2006.

Hajivassiliou CA. Intestinal obstruction in neonatal/pediatric surgery. *Sem Pediatr Surg* 2003;12(4):241-53.

Kluth D, Jaeschke-Melli S, Fiegel H. The embryology of gut rotation. *Sem Pediatr Surg* 2003;12(4):275-9.

Metzger R, Metzger U, Fiegel HC, Kluth D. Embryology of the midgut. *Sem Pediatr Surg* 2011;20(3):145-51.

Millar AJ, Rode H, Cywes S. Malrotation and volvulus in infancy and childhood. *Sem Pediatr Surg* 2003;12(4):229-36.

Nagdeve NG, Qureshi AM, Bhingare PD, Shinde SK. Malrotation beyond infancy. *J Pediatr Surg* 2012;47(11):2026-32.

Orzech N, Navarro OM, Langer JC. Is ultrasonography a good screening test for intestinal malrotation? *J Pediatr Surg* 2006;41(5):1005-9.

Souza JCK, Salle JPP. *Cirurgia pediátrica – Teoria e prática*. São Paulo: Roca, 2008.

6 Invaginação Intestinal

Ricardo Antônio Bertachi Uvo

INTRODUÇÃO

A invaginação intestinal, ou intussuscepção intestinal, é a causa mais comum de dor abdominal e obstrução intestinal em lactentes e pré-escolares. Noventa por cento dos casos ocorrem entre 3 meses e 3 anos de idade, sendo o pico da incidência por volta dos 16 meses. Ocorre com maior frequência (2:1; 3:2) no sexo masculino. A invaginação ocorre quando um segmento intestinal penetra no interior de outro. Assim teremos três paredes intestinais: a mais externa, que corresponde à alça que recebeu o intestino invaginado, e as paredes média e interna, que pertencem à alça invaginada. Em um corte transversal, essas três paredes lembram um alvo ou uma cebola cortada (Fig. 6-1).

Em relação ao tipo de invaginação, podemos classificá-la como permanente (80%) e transitória, quando ocorre redução espontânea (20%). As idiopáticas, quando não há um fator causal como divertículo de Meckel ou pólipo, são a grande maioria e ocorrem em 95% dos casos. Os fatores causais são responsáveis por 4% das invaginações. Uma invaginação que apareça fora da faixa etária clássica pode estar associada a uma doença de base com alteração intestinal como linfomas, linfangiectasias, Púrpura de Henoch-Schönlein, tricobezoares, granulomas secundários à tuberculose abdominal, hemangiomas e linfossarcomas. As invaginações pós-operatórias correspondem a 1% dos casos.

Podemos relacionar a invaginação com seu ponto inicial, como por exemplo, as ileocólicas, que ocorrem em 85% dos casos. Outra forma possível é a invaginação ileoileal.

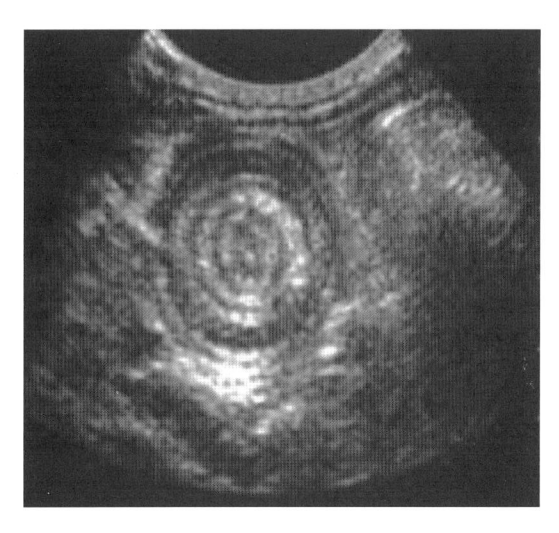

Fig. 6-1. Aspecto em casca de cebola ao ultrassom abdominal.

QUADRO CLÍNICO

Uma história detalhada é a base do diagnóstico. Os sintomas clássicos de dor abdominal ou vômitos, e os dois sinais clássicos de massa abdominal palpável ou sangramento retal com muco (conhecido como geleia de morango) estão presentes em 85% dos pacientes. Deve-se lembrar dos casos atípicos, como os 15% dos casos que não apresentam dor abdominal. O toque retal, portanto, deve, obrigatoriamente, fazer parte do exame físico da criança com suspeita de invaginação. Crianças com evolução avançada podem apresentar a intussuscepção tocável no exame retal, ou mesmo exteriorizado como um prolapso. As vacinas contra o rotavírus, atualmente em uso, parecem não estar associadas a aumento da incidência de invaginação.

O diagnóstico baseado apenas em dados clínicos é feito em aproximadamente metade dos casos, com base em história clínica e exame físico apurados. À medida que o tempo de evolução da doença aumenta, a possibilidade de diagnóstico também cresce, porém, também aumentam as possibilidades de complicações como, necrose do intussuscepto.

Os exames mais utilizados para o diagnóstico da invaginação intestinal são a ultrassonografia e o enema opaco que são diagnósticos e com possibilidade terapêutica (Fig. 6-2).

A radiografia simples é de pouca validade na maior parte dos casos. A tomografia computadorizada e a ressonância magnética não são utilizadas com frequência.

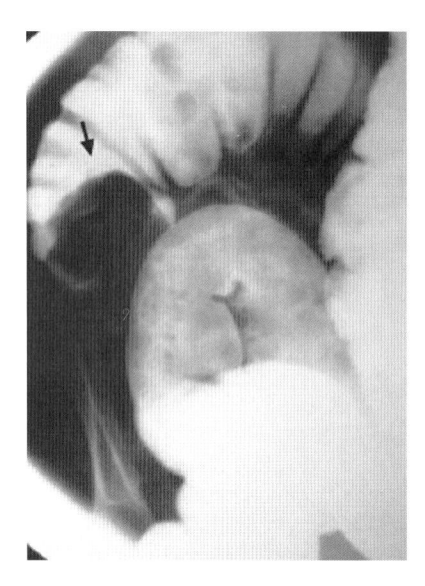

Fig. 6-2. Enema opaco mostrando o intussuscepto no interior do cólon.

CONDUTA INICIAL

As crianças devem ser hidratadas adequadamente, sendo monitorizadas pelo volume de diurese que apresentam. As crianças podem receber analgésicos habituais. Em caso de vômitos frequentes ou distensão abdominal, recomendamos a passagem de uma sonda nasogástrica.

Uma das mais espetaculares mudanças em relação ao diagnóstico e tratamento de uma doença vem ocorrendo nos últimos anos na invaginação intestinal. O uso frequente do ultrassom para investigar as dores abdominais das crianças nos pronto-socorros proporcionou a realização de um diagnóstico bastante precoce, mesmo precedendo outros sinais e sintomas e, consequentemente, permitindo um tratamento não operatório que atinge, em alguns países, cerca de 90% dos casos. Por outro lado, observamos aumento do número de resultados falso-positivos, relacionado com a familiaridade do examinador com o diagnóstico. Em casos duvidosos, um enema opaco pode ser realizado.

TRATAMENTO

O tratamento de escolha para a invaginação intestinal é a redução incruenta por radioscopia com contraste ou guiada por ultrassom.

Esse tratamento pode ser realizado no centro de radiologia sem a necessidade de anestesia geral. Recomenda-se, entretanto, a presença de um cirurgião durante o exame, caso identifique-se perfuração intestinal.

A redução incruenta está contraindicada quando houver sinais clínicos claros de peritonite, o que sugere a perfuração das alças por necrose.

Em um estudo multicêntrico retrospectivo de intussuscepção em 153 pacientes pediátricos de 12 anos ou menos, Banapour *et al.* descobriram que crianças com mais de 5 anos eram significativamente mais propensos a ter um ponto patológico como fator causal, que sugeriu que a intervenção cirúrgica precoce deve ser considerada nesses casos. Neste grupo etário, a redução por enema, embora segura, rendeu apenas um benefício mínimo.

O ultrassom abdominal (US) é hoje o exame de escolha tanto para o diagnóstico como para o tratamento dessa doença. A invaginação idiopática (ileocólica e ileoileocólica em 95% dos casos) é muito bem manejada por redução com enema hidrostático ou pneumático guiado por ultrassom. Se esse método não operatório falha, a redução manual ou ressecção intestinal no centro cirúrgico são realizadas (Fig. 6-3). Se as imagens no US ou no enema contrastado sugerirem um ponto de invaginação patológico como um pólipo ou divertículo de Meckel ou tumor, o paciente deve ser encaminhado para a cirurgia. Atraso no diagnóstico é o primeiro fator que se pode evitar para diminuir a morbidade e mortalidade dessa patologia.

O diagnóstico é feito pelo radiologista que, na sequência, realiza a redução hidrostática guiada por ultrassom.

A clara vantagem do uso do US é que evita a exposição à radiação e fornece mais informações que a fluoroscopia. Possui alta acurácia e confiabilidade ao monitorizar o processo de redução, visualizar todos os componentes da invaginação, incluindo o edema da válvula ileocecal pós-redução, e pode, mais facilmente, reconhecer pontos patológicos de invaginação. A maior desvantagem do US é a necessidade de o especialista estar habituado com o US para a redução guiada pelo método.

O diagnóstico é feito pela visualização do intussuscepto, na ultrassonografia vista na forma de um alvo de flecha nas imagens transversas, com o intestino edematoso hipoecoico ao redor da área central de ecogenicidade aumentada, e no corte longitudinal, um aspecto de pseudorrim (Fig. 6-4).

A redução deve ser feita com SF 0,9% e ultrassonografia em tempo real.

O reservatório líquido deve estar mais alto do que habitualmente usado com bário, pela diferença de pressão do SF a 0,9%. A redução geralmente é feita a 1,2 a 1,5 metros de altura (90 a 100 mmHg) acima da mesa, ocasionalmente chegando a 1,7 m (124 mmHg) para alcançar a pressão máxima de 120 mmHg que alcança o intussuscepto. Sob controle ultrassonográfico, 500 a 1.000 mL de soro aquecido (35 a 37°C) são introduzidos por uma sonda Foley de calibre apropriado. A altura inicial do soro é de 1 m (82 mmHg) acima da mesa, e aumentada gradualmente até 1,5 m e, se necessário, até 1,7 m. Após a confirmação da intussuscepção com o enema hidrostático (pela visualização do intussuscepto circundado pelo líquido no cólon distal), o processo de redução é controlado por ultrassonografia. O intussuscepto é visto se movendo para trás em direção à região ileocecal com o aumento da pressão, e o procedimento é continuado até o intussuscepto desaparecer completamente e o íleo distal se encher de água.

Os quatro achados que sugerem uma redução bem-sucedida são: desaparecimento do intussuscepto, visualização de refluxo de soro e bolhas de ar do ceco e cólon ascendente para dentro do íleo pela válvula ileocecal, demonstração do íleo distendido pelo soro e ausência do intussuscepto no US de controle pós-redução.

Após a redução, o cólon é esvaziado e o abdome reexaminado para determinar se há alguma lesão residual ou recorrência imediata da invaginação. O tempo requerido para a redução hidrostática guiada por US é de 10 minutos (variando de alguns minutos até 60 minutos). Geralmente duas a três tentativas são feitas, cada uma durando 5 minutos, podendo ser realizadas até 5 tentativas.

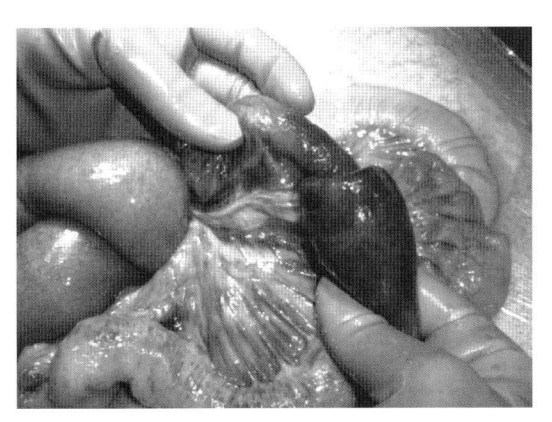

Fig. 6-3. Redução cirúrgica de invaginação.

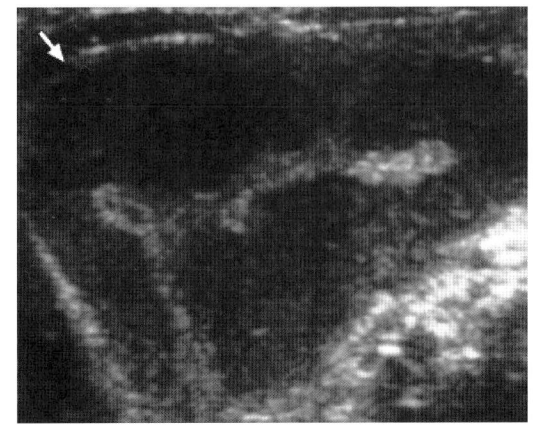

Fig. 6-4. Pseudorrim ao exame ultrassonográfico.

Após a redução satisfatória, todos os pacientes devem receber dieta e ser liberados após boa aceitação. Os casos sem sucesso na redução devem ser conduzidos pela cirurgia pediátrica (Fig. 6-5).

Os mesmos princípios devem ser aplicados à redução por enema opaco. A desvantagem desse método é a exposição da criança à radiação.

A admissão dos pacientes que apresentam uma redução satisfatória da invaginação por enema hidrostático para observação não é necessária, e a liberação desses pacientes para casa é segura. A taxa de recidiva da invaginação em pacientes que são liberados para casa e aqueles que são internados para observação não é diferente. Em contraste à clássica recomendação de observação por 48 horas após a redução satisfatória da invaginação, mais recentemente esse período foi encurtado para durante a noite; porém, pacientes que estão sem febre, hemodinamicamente normais, e tolerando bem a hidratação oral podem ser liberados do serviço de emergência sem a necessidade de observação, com recomendações específicas de retornar ao serviço se os sintomas voltarem. Se o

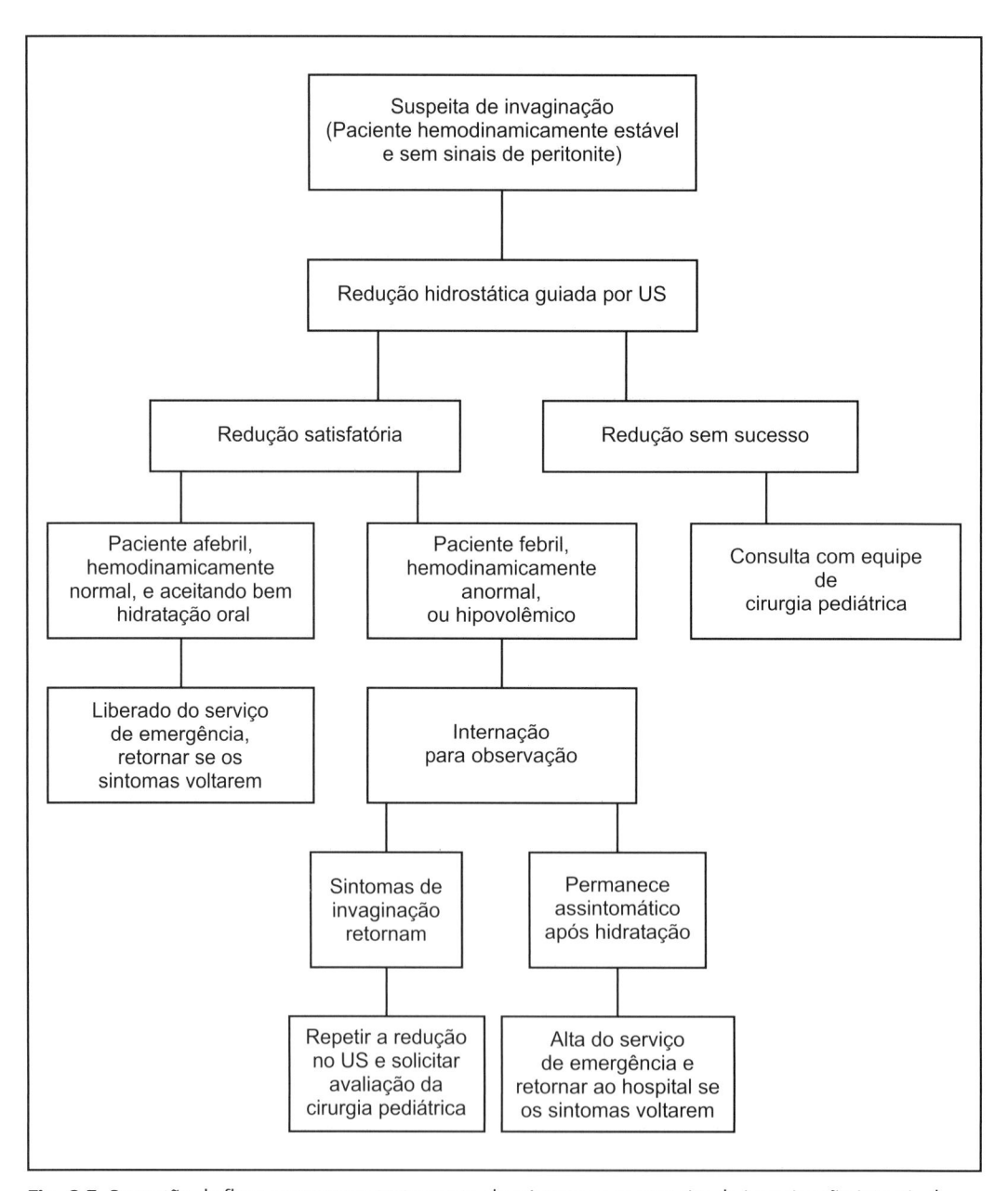

Fig. 6-5. Sugestão de fluxograma para tratamento de crianças com suspeita de invaginação intestinal idiopática.

paciente está febril, taquicárdico ou não tolerou bem a hidratação oral, este deve ser admitido e permanecer em observação. Caso uma nova invaginação ocorra, uma nova redução guiada por US deve ser realizada, tanto nos pacientes liberados, quanto nos internados. A avaliação da equipe de Cirurgia Pediátrica é mandatória nos casos em que não foi possível reduzir a invaginação, nas complicações durante a redução, se a criança apresenta sinais de peritonite ou se há sinais de um ponto patológico levando à invaginação.

Essa abordagem faz com que recursos do hospital sejam mais bem aplicados e evita a exposição de crianças saudáveis a infecções adquiridas no hospital.

BIBLIOGRAFIA

Barreira ER, Ceccon FP, Barbosa GCYG. Lactente com dor abdominal. *Pediatr* (São Paulo) 2010;32(2):151-4.

Beres AL, Baird R, Fung E. Comparative outcome analysis of the management of pediatric intussusception with or without surgical admission. *J Pediatr Surg* 2014;49:750-2.

Choi SO, Park WH, Woo SK. Ultrasound-guided water enema: an alternative method of nonoperative treatment for childhood intussusception. *J Pediatr Surg* 1994 Apr.;29(4):498-500.

Columbani PM and Scholz S Intussusception. In: Pediatric Surgery. Coran A (Edt) 7th edition 2012 Elselvier Saunders, Philadelphia, Pa.

Fecteau A, Flageole H, Nguyen LT. Recurrent intussusception: safe use of hydrostatic enema. *J Pediatr Surg* 1996;31:859-61.

Fike FB, Mortellaro VE, Holcomb GW 3rd, St. Peter SD. Predictors of failed enema reduction in childhood intussusception. *J Pediatr Surg* 2012;47:925-7.

Whitehouse JS, Gourlay DM, Winthrop AL *et al.* Is it safe to discharge intussusception patients after successful hydrostatic reduction? *J Pediatr Surg* 2010 June;45(6):1182-6.

7 Fimose e Parafimose

Vicente Antonio Gerardi Filho

FIMOSE

Fimose deriva da palavra grega ***fimos***, que significa cordão. Os antigos deram este nome ao aperto do orifício da pele do prepúcio distal porque imita o aspecto de uma bolsa fechada com os cordões apertados.

A verdadeira definição de fimose ou estenose prepucial é confusa na literatura. Podemos defini-la como um enrijecimento na parte distal do prepúcio, que impede a sua retração, ou fimose é o aperto natural ou acidental do orifício do prepúcio. Consiste em um estreitamento congênito ou adquirido da abertura prepucial, caracterizada por um prepúcio não retrátil, sem aderências, que pode causar acúmulo de secreção, podendo resultar em irritação e balanopostites. Em casos extremos, este estreitamento pode-se tornar uma obstrução verdadeira, interferindo na micção, podendo causar, subsequentemente, pressão retrógrada à bexiga, ureteres e rins.

O prepúcio é uma estrutura que, ao nascimento, é quase sempre aderente à glande, firme e não retrátil. Esta aderência resulta de haver uma camada comum de epitélio escamoso entre a glande e a camada interna, mucosa, do prepúcio que continua firme e aderente até que a descamação se desfaça. Estes processos acontecem gradualmente e tornam-se quase completos em torno dos 3 anos de idade. Assim, o prepúcio cobre completamente a glande durante o período em que a criança ainda não apresenta controle esfincteriano, protegendo a glande ao evitar o contato direto com fraldas ou roupas. Oster demonstrou que, nos meninos recém-nascidos, o prepúcio é retrátil somente em 4%, aos 6 meses, em 20%, aos 3 anos, em 50% e aos 17 anos, em 99%.[1] Comparando o número de fimóticos que se observa na infância com o que se observa na idade adulta, nota-se, claramente, que o anel prepucial se dilata, na puberdade e na adolescência. Esta dilatação espontânea produz-se, principalmente, entre 12 e 15 anos, isto é, quando as ereções começam a ser fortes e frequentes.

Desta maneira, a fimose no recém-nascido é fisiológica e se apresenta como uma estrutura tubular,[2] e o prepúcio imaturo não deve ser retraído para higiene ou por qualquer outra razão. Mesmo nas crianças maiores e adolescentes, a fimose dita fisiológica pode cursar sem problemas como obstrução, dor ou hematúria. Nesta faixa etária, não deve ser confundida com o prepúcio redundante. A fimose verdadeira ou patológica é menos comum e associada a um anel cicatricial esbranquiçado não retrátil. Os sintomas incluem disúria, sangramento e, ocasionalmente, retenção urinária e enurese.

A fimose pode ser congênita e adquirida, dependendo da idade e da fisiopatologia. Ambas se referem à dificuldade ou à incapacidade de retrair o prepúcio distal sobre a glande. Uma vez que o prepúcio possa ser retraído de tal maneira que a glande se exteriorize completamente, não se trata de fimose. Existem, porém, situações intermediárias, com retração parcial e aderências balanoprepuciais, e a retração total, mas com uma área de estreitamento do prepúcio, no corpo peniano, levando a um aspecto de ampulheta. Outra situação associada às aderências prepuciais é a presença de "pérolas" brancas, cistos de esmegma, sob o prepúcio, em decorrência de escamas epiteliais retidas que se resolvem espontaneamente. A fimose adquirida está associada à retração prepucial forçada. Esta forma de retração não é recomendada e acarreta várias fissuras longitudinais na abertura prepucial distal. O resultado, quando este prepúcio é levado novamente à sua posição normal, é uma cicatrização circular com a formação de um tecido fibrótico, a balanite xerótica obliterante. Irritações químicas, como dermatite amoniacal, urina residual ou infecção secundária por colonização do esmegma também são causas de fimose adquirida. Estas formas também se apresentam com baloneamento à micção, desconforto miccional e balanopostites de repetição (Fig. 7-1).

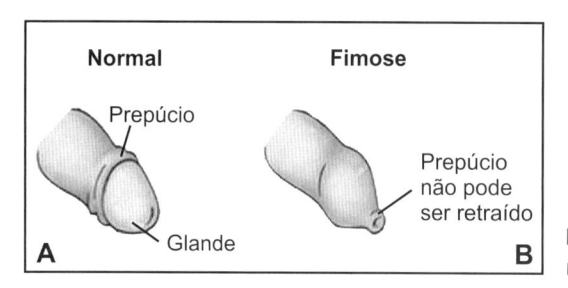

Fig. 7-1. Esquema representativo de fimose na infância. (**A**) Normal; (**B**) fimose.

A postectomia, ou posteoplastia, tem sido o tratamento tradicional para fimose, porém, não é a única opção atualmente. A circuncisão no recém-nascido é um dos procedimentos cirúrgicos mais antigos executados até hoje, e feito, ainda, como ritual ou cosmética. É considerado o quinto procedimento mais comum nos Estados Unidos.[3] Atualmente, a circuncisão neonatal de rotina não é recomendada nem condenada pela Academia Americana de Pediatria (AAP).[4] Uma das indicações da circuncisão seria a prevenção das doenças sexualmente transmissíveis. Porém, não há um consenso em relação a todas elas, já que devemos separar as de origem viróticas e não viróticas. Há evidências recentes de que os homens não circuncidados correm maior risco de infecção por HIV adquiridas sexualmente do que os homens circuncidados. A circuncisão neonatal promoveria certa proteção contra esta doença.[5] A circuncisão realizada durante a infância parece diminuir o risco de câncer de pênis, enquanto a tardia não promoveria esta proteção.[6] Fimose e processos irritativos crônicos relacionados pouca higiene podem estar associados ao carcinoma epidermoide (escamoso) de pênis. As contraindicações gerais são: nos prematuros, e nas anomalias congênitas penianas, como hipospádias, epispádias, chordee sem hipospádia, pênis coberto e no pênis embutido. Sem dúvida, a intervenção cirúrgica não é necessária para todas as crianças com aderências balanoprepuciais ou com prepúcio não retrátil.

Existem apenas algumas indicações médicas para a circuncisão: fimose verdadeira, que é aquela que se apresenta como uma cicatriz esbranquiçada e é rara antes dos 5 anos de idade; balanopostites recorrentes que são episódios recorrentes de eritema e inflamação prepucial, às vezes com corrimento purulento, que não respondem ao tratamento com compressas mornas e antibioticoterapia local ou sistêmica. A cirurgia é indicada após os 2 anos de idade ou em crianças com controle esfincteriano diurno.

Infecções recorrentes do trato urinário – a menor incidência de infecção do trato urinário (ITU) em lactentes masculinos circuncidados sugere que é possível uma infecção ascendente a partir do prepúcio.[7] A postectomia pode ser oportuna nos casos de ITU recorrente e em anormalidade do trato urinário, anatômico, ou naqueles com disfunção vesicoesfincteriana, que fazem cateterismo uretral intermitente limpo. Um estudo multicêntrico examinando pacientes com refluxo vesicoureteral e história pré-natal de hidronefrose refere uma diferença estatística importante em 63% dos meninos não circuncidados com refluxo e ITU, comparados com 19% dos circuncidados, ambos os grupos em quimioprofilaxia. Estes achados sugerem que a remoção do prepúcio pode proteger contra as ITUs nos meninos com refluxo e,[8] possivelmente, também em alguns casos de anomalias obstrutivas; e o adolescente que ainda não conseguir expor completamente sua glande pode ter masturbação dolorosa e dificuldades da penetração no início da atividade sexual.

Se a fimose causa obstrução do trato urinário, o paciente deve ser encaminhado ao cirurgião pediátrico ou urologista, que fará uma avaliação para indicar a técnica cirúrgica ou o tratamento clínico, como o uso de cremes esteroides para tratamento efetivo não invasivo, mesmo nas fimoses adquiridas.[9]

O tratamento conservador teve seu início na última década, com o advento do uso tópico de medicamentos e anti-inflamatórios esteroides e não esteroides para o tratamento dos prepúcios ditos não retráteis. O tratamento inicial com aplicação tópica de corticosteroides (0,05–0,10%) pode ser realizado 2 vezes ao dia por um período de 20 a 30 dias. Este pode ser indicado em razão de sua baixa morbidade, não apresenta efeitos colaterais, por ser indolor, não traumático e, principalmente, pelo baixo custo. A literatura tem demonstrado a eficiência do tratamento tópico com esteroides para aliviar a estenose prepucial. Este tratamento se baseia no efeito da aceleração do crescimento e expansão do prepúcio, que ocorre, normalmente, ao longo de vários anos e que, geralmente, resulta no alívio espontâneo da condição não retrátil.[10]

O tratamento cirúrgico pode ser a postectomia clássica, que consiste na retirada parcial ou completa do prepúcio com a aproximação das margens da pele à borda mucosa restante. Uma alternativa cirúrgica à postectomia clássica em pacientes mais jovens é a utilização de aparelhos e dispositivos plásticos.[11]

PARAFIMOSE

A parafimose é uma situação de emergência. Dá-se o nome de parafimose à estrangulação do pênis pelo anel prepucial, deslocado para trás da coroa da glande, onde permanece, se, por manobras apropriadas, não o reconduzirmos à sua primitiva posição. Este acidente, que, em certos casos, requer uma intervenção imediata, é a complicação mais frequente da fimose, onde o anel fibrótico congênito pode apertar o pênis ao nível do sulco balanoprepucial, após a exteriorização total da glande, e aumentar o volume da mesma e dos corpos cavernosos, dificultando o retorno do prepúcio à sua posição original. Outra causa é o deslocamento através de manobras manuais do anel prepucial para a parte posterior da glande, geralmente em crianças que demonstram a curiosidade da manipulação e exteriorização total da glande com um pequeno anel prepucial ou edema dificultam o retorno da pele prepucial. Mesmo com a permanência da glande exteriorizada por dias, não há relato de necrose peniana.

O tratamento, na unidade de emergência, consiste na redução cruenta através da compressão manual do tecido edemaciado, com uma tentativa subsequente de retração do prepúcio sobre a glande, submetida à anestesia tópica com xilocaína gel ou EMLA® (Fig. 7-2).

Substâncias hiperosmolares podem ser usadas para extrair fluido da glande e prepúcio edematosos antes da redução manual. A aplicação de açúcar refinado sobre a glande e o prepúcio 2 horas antes aparentemente facilita a redução manual. Caso não haja o retorno da pele prepucial à sua origem, às vezes é necessária uma intervenção cirúrgica, com anestesia local em adolescentes e anestesia geral em crianças: ou apenas incisão dorsal do anel constritivo, ou eventual postectomia imediata.[11]

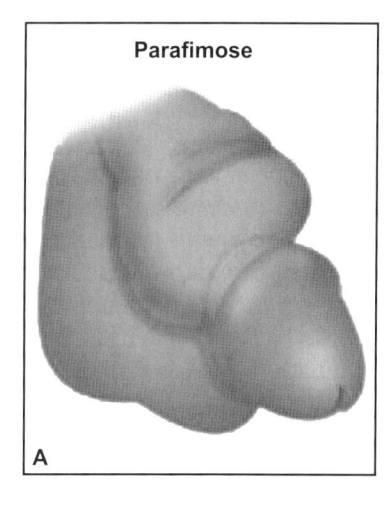

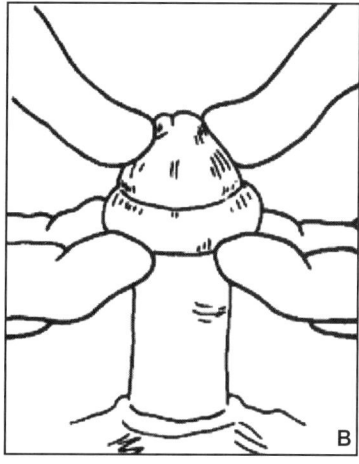

Fig. 7-2. Esquema representativo da parafimose (**A**) e técnica da redução manual da incruenta (**B**).

BALANOPOSTITES

Sob o ponto de vista etiológico, podemos dividir as balanopostites em dois grupos: balanopostites primárias, decorrentes do excesso de manipulação da glande ou da prática sexual (por atrito), e as secundárias, decorrentes de doenças sexualmente transmissíveis, raramente observadas nas crianças. A fimose ocupa um lugar de destaque na etiologia destas inflamações.

A irritação produzida pelos produtos de decomposição do esmegma ou pelos produtos da fermentação amoniacal da urina estagnada na cavidade do prepúcio são as causas mais frequentes das balanopostites espontâneas que se observam nos fimóticos. O bacilo do esmegma, o estafiloco-

A distinção de priapismo de alto ou baixo fluxo pode ser estabelecida pela análise do sangue aspirado do corpo cavernoso. Nos casos isquêmicos o sangue estará escuro e apresentado acidose (PH < 7,25), hipóxia (pO_2 > 30 mmHg e aumento do pcO_2 > 60 mmHg). Nos casos não isquêmicos o sangue será vermelho vivo com pH > 7,40 e oxigenação normal (pO_2 > 90 mmHg) e baixo pcO_2 < 40 mmHg.

TRATAMENTO

Nos casos de alto fluxo, o tratamento é eletivo e cada vez mais expectante pela alta probabilidade de fechamento espontâneo de fístulas arteriovenosas. A embolização através de arteriografia seletiva hoje é realizada em poucos casos de não resolução espontânea.

Nos priapismos de baixo fluxo a latência do tratamento com resolução do quadro o mais breve possível diminui a ocorrência de alterações na função sexual. A isquemia após 12 horas leva ao edema intersticial e, em 48 horas, é possível detectar necrose do músculo liso e invasão por fibroblastos que levarão à fibrose irreversível. Em falcêmicos com episódios de repetição a orientação é procurar atendimento após 2 horas de ereção. O tratamento consiste em hidratação venosa generosa, correção da anemia, melhora na oxigenação, alcalinização sistêmica, se necessária, analgesia e sedação. Se não ocorrer a detumescência, o próximo passo é a aspiração dos corpos cavernosos e irrigação com soro fisiológico. Em crianças deve ser realizado sob efeito de anestesia geral. O sangue deve ser analisado com parâmetros de gasometria e, se não ocorrer hipóxia grave, a injeção de drogas vasoativas, como fenilefrina (que tem menos efeitos cola terias cardiovasculares) e a adrenalina, pode ser utilizada. Se houver nova tumescência, estes procedimentos podem ser novamente realizados em 8 ou 12 horas.

Se houver recorrência, o próximo passo é a realização de *shunt* esponjoso cavernoso distal através de punção na glande com uma agulha *tru-cut* (cirurgia de Winter), ou através de incisão na glande e abertura do corpo cavernoso (cirurgia de Al-Ghorab). Derivações proximais são exceção através de *shunt* esponjo cavernoso por via perineal ou derivação safenocavernosa, utilizadas em raros casos de falha das técnicas de *shunts* distais. Em casos recorrentes, o uso de prótese peniana pode ser realizado. Todos estes tratamentos podem levar à impotência em 30 a 50% dos casos (Fig. 9-1).

Na prevenção da recorrência nas crianças falcêmicas, deve-se evitar anemia, desidratação e ereções matinais prolongadas. A criança deve ser estimulada a urinar quando acordar. Terapias de supressão hormonal, finasterida e inibidores da PDE-5, como sildenafil, ainda carecem de estudos randomizados e controlados que comprovem sua efetividade. Pacientes falcêmicos devem ser orientados a procurar atendimento em episódios de ereção prolongada.

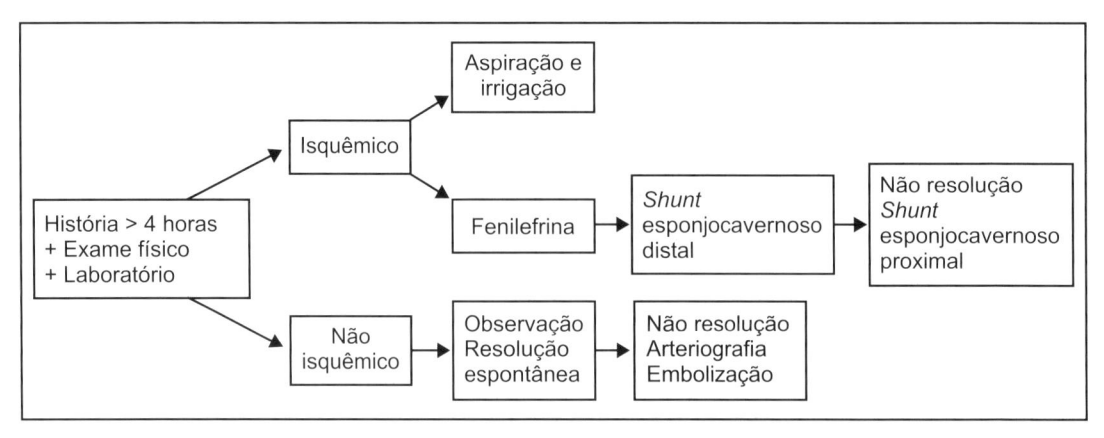

Fig. 9-1. Algoritmo sugerido para o tratamento do priapismo em Pronto-Socorro.

BIBLIOGRAFIA

Burnett LA. *Priapism in Campbell-Walsh urology*, 9th ed. WB Saunders Company, 2007.

Field JJ, Vemulakonda MV, De Baun RM. Diagnosis and management of priapism in sickle cell disease. [Acesso em 2015]. Disponível em: www.uptodate.com.

Jesus LE, Dekermacher S. Priapismo em crianças: revisão de fisiopatologia e tratamento. *J Pediatr* (Rio de Janeiro) 2009;85(3):194-200.

Montague DK, Jarow J, Broderick GA *et al*. American Urological Association guideline on the management of priapism. *J Urol* 2003 Oct.;170:1318-24.

Nixon RG, O'Connor JL, Milam DF. Efficacy of shunt surgery for refractory low flow priapism: a report on the incidence of failed detumescence and erectile dysfunction. *J Urol* 2003;170:883-6.

Olujohungbe AB, Adeyoju A, Yardumian A *et al*. A prospective diary study of stuttering priapism in adolescents and young men with sickle cell anemia: report of an international randomized control trial – The priapism in sickle cell study. *J Androl* 2011;32(4):375-82.

10 Escroto Agudo

Luiz Figueiredo Mello ▪ Samuel Saiovici

O espectro de patologias que afeta o escroto e seu conteúdo varia de achados incidentais a eventos que requerem diagnóstico e tratamento imediatos.

O quadro clínico sindrômico, chamado de escroto agudo, é caracterizado por dor testicular geralmente unilateral, aumento de volume da bolsa testicular, rubor, calor e edema. As principais causas em neonatos, crianças e adolescentes serão aqui discutidas.

As principais patologias que compõem o diagnóstico diferencial do quadro acima são torção do cordão espermático (torção testicular), torção de apêndices intraescrotais (principalmente o da hidátide de Morgagni), orquite e epididimorquite aguda, edema escrotal idiopático, púrpura de Henoch-Schönlein e tumores).

CONSIDERAÇÕES ANATÔMICAS

A túnica vaginal é uma estrutura que envolve os dois terços anteriores do testículo, constituindo cavidade virtual em situado posterolateralmente. Não deve ser confundido com massas testiculares anormais. O cordão espermático que contêm os vasos testiculares e o deferente pode ser palpado acima do testículo, em posição escrotal, e junto ao anel inguinal externo.

HISTÓRIA CLÍNICA

Os dados de uma história clínica direcionada para dor escrotal e aumento de volume podem ajudar no diagnóstico clínico e quadros diferenciais, orientando o exame físico e na necessidade de solicitação de exames complementares. As principais questões que devem ser abordadas estão abaixo relacionadas.

- *Dor testicular:* o horário de início da dor, sua intensidade e localização inicial são importantes. As principais causas de dor, como sintoma inicial e principal, é torção de cordão espermático, torção de apêndices epididimários e testiculares, e epididimite aguda. A presença de náuseas e vômitos, além de eventual dor abdominal no início do quadro, também auxiliam no diagnóstico.
- *Testículos retráteis ou criptorquídicos:* uma das principais causas de torção do cordão espermático é a deficiência na fixação do *gubernaculum testis* no escroto, que ocorre, principalmente, em testículos retráteis.
- *Aumento de volume testicular e escrotal:* quando sintoma principal, deve-se verificar o início do quadro e se ocorrem alterações de acordo com o período do dia ou com situações que aumentam a pressão intra-abdominal, como exercícios físicos e choro. A persistência de conduto peritoniovaginal na forma de hidrocele comunicante, hérnia inguinal, e até mesmo varicocele, deve ser considerado como diagnóstico quando o quadro clínico acima, isolado, estiver presente.
- *Quadro infeccioso viral prévio e caxumba:* importante para diagnóstico das orquites.
- *Infecções urinárias prévias, malformações do trato urinário e disfunção miccional:* caracterizam, com mais probabilidade, a presença de epididimite originária de transmissão por via canalicular.
- *Atividade sexual:* também pode estar associada à epididimite aguda.
- *Dor lombar, abdominal em flanco e hipogástrio e hematúria associados:* podem caracterizar quadro de cólica nefrética secundária à ureterolitíase.

EXAME FÍSICO

A palpação testicular é mais difícil em neonatos e lactentes e, quando não estão evidenciados, facilmente em nível escrotal, a utilização de sabonete líquido ou creme local pode ajudar na identifica-

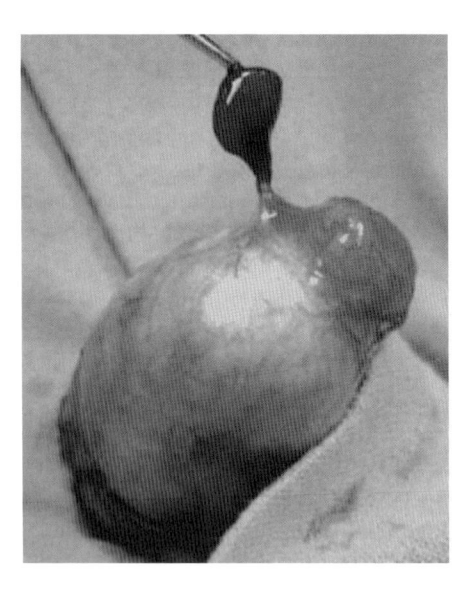

Fig. 10-2. Visão intraoperatória de torção de Hidátide de Morgagni.

Confirmado clinicamente ou ainda através de ultrassonografia, o tratamento é clínico conservador, com repouso, analgésicos e anti-inflamatórios. A evolução costuma ser para melhora progressiva dos sintomas e do edema local, com resolução em cerca de 7 dias. Em caso de diagnóstico apenas intraoperatório, na dúvida entre torção de cordão, a simples ressecção do apêndice está indicada. Não é necessária a exploração contralateral.

Orquite e Epididimite Aguda

Infecções virais secundárias a caxumba, coxsackie, parvovírus e outros podem causar orquite por transmissão hematogênica. O quadro clínico inclui edema, aumento de volume e dor, febre, além de eritema da pele do hemiescroto afetado. O tratamento inclui repouso, anti-inflamatórios e analgésicos.

A epididimite aguda ocorre por infecção bacteriana e transmissão por via canalicular. Pode estar presente em crianças menores, porém, com histórico de malformações urinárias ou infecções prévias. Nestes casos as culturas de *E. coli* e *Klebsiella* podem predominar. O quadro clínico doloroso tem início geralmente insidioso, com piora progressiva associada a aumento de volume.

Em adolescentes sexualmente ativos, o principal agente etiológico deve ser o micoplasma. A presença de secreção uretral na história clínica ou no exame físico auxiliam no diagnóstico.

O tratamento deve ser, além do repouso e anti-inflamatórios, com antibiótico específico para cada causa confirmada ou suspeita.

Púrpura de Henoch-Schönlein (Vasculite por IgA)

É uma vasculite sistêmica caracterizada por púrpura não trombocitopênica, com lesões cutâneas, artralgia, doença renal, dor abdominal, sangramento gastrintestinal e, ocasionalmente, edema escrotal.

Outras Causas

Outras causas que entram nos diagnósticos diferenciais, porém têm no próprio histórico clínico e exame físico o diagnóstico facilitado, são hérnia inguinoscrotal encarcerada, trauma escrotal e testicular, edema idiopático, edema discrásico, hidrocele e espermatocele, tumores testiculares e varicocele (Quadro 10-1).

Quadro 10-1. Avaliação da dor escrotal em crianças e adolescentes

	Torção de cordão espermático	Torção de apêndices	Epididimite aguda
Avaliação clínica			
Incidência	Perinatal e puberdade	Pré-púberes	< 2 anos e pós-púberes
Início da dor	Súbita	Súbita	Gradual
Duração da dor	< 12 horas	> 12 horas	> 12 horas
Episódios prévios	Comum	Incomum	Eventuais
Náusea e vômitos	Comum	Incomum	Incomum
Febre	Incomum	Incomum	Comum
História de trauma	Ocasional	Incomum	Incomum
Disúria ou secreção uretral	Raro	Raro	Comum
Exame físico			
Achados sugestivos	Deformidade em "badalo de sino"	Nódulo palpável "sinal do ponto azul"	–
Reflexo cremastérico	Ausente	Habitualmente presente	Habitualmente presente
Sensibilidade	Inicialmente testicular e, após, difusa	Inicialmente do apêndice e, após, difusa	Epididimária e, após, difusa
Eritema escrotal e edema	Comum > 12 horas	Comum > 12 horas	Comum > 12 horas
Exames laboratoriais			
Piúria	Incomum	Incomum	Comum
Cultura positiva	Não	Não	Frequente
Leucocitose	Comum	Incomum	Comum
Estudos de perfusão			
Doppler colorido	Perfusão diminuída ou ausente	Perfusão normal ou aumentada	Perfusão normal ou aumentada
Cintilografia	Perfusão diminuída ou ausente	Perfusão normal ou aumentada	Perfusão normal ou aumentada

Adaptado de Burgher SW. *Emerg Med Clin North AM* 1998;16:781 e Haynes BE, Bessen HA, Haynes VE. *JAMA* 1983;249:2522.

BIBLIOGRAFIA

Belman AB, Rushton HG. Is an empty left hemiscrotum and hypertrophied right descended testis predictive of perinatal torsion? *J Urol* 2003;170:1674.

Brenner JS, Ojo A. Causes of scrotal pain in children and adolescents. In: Middleman AB, Fleisher GR, Baskin LS (Eds). [Acesso em 2015]. Disponível em: www.uptodate.com.

Brenner JS, Ojo A. *Evaluation of scrotal pain or swelling in children and adolescents.* In: Middleman AB, Baskin LS (Eds). [Acesso em 2015]. Disponível em: www.uptodate.com.

Denes FT, Souza NCLB, Souza AS. *Escroto agudo: diagnóstico e tratamento.* Projeto Diretrizes da Associação Médica Brasileira e Conselho Federal de Medicina, 2006.

Hittelman AB. Neonatal testicular torsion. Baskin LS (Ed). [Acesso em 2015]. Disponível em: www.uptodate.com.

Kass EJ, Lundak B. The acute scrotum. *Pediatr Clin North Am* 1997;44:1251-66.

Martin DA, Rushton HG. The prevalence of bell clapper anomaly in the solitary testis in cases of prior perinatal torsion. *J Urol* 2014;191:1573-7.

Perron CE. Pain scrotal. In: Fleisher GR, Ludwig S, Henriteg FM (Eds.). *Textbook of pediatric emergency medicine*, 5th ed. Philadelphia: Lippincott Williams & Willkins, 2006. p. 525.

11 Queimaduras na Infância

Dov Charles Goldenberg ▪ Patricia Yuko Hiraki ▪ Vânia Kharmandayan

INTRODUÇÃO

Queimaduras afetam cerca de 2 milhões de pessoas por ano nos Estados Unidos e metade destes casos ocorre em crianças. No geral, 50.000 lesões são consideradas moderadas e requerem hospitalização.

As lesões por queimadura são responsáveis por aproximadamente 2.500 mortes por ano na população pediátrica, sendo a queimadura por escaldo a principal causa em crianças menores de 5 anos de idade. Queimaduras por chama são comumente encontradas em crianças mais velhas, especialmente em adolescentes, pois se arriscam mais ao brincar com fogo e agentes voláteis. Abuso infantil sempre deve ser considerado na avaliação inicial de um paciente queimado. Representa uma importante associação a queimaduras na população pediátrica, principalmente se considerados os casos de negligência que, muitas vezes, se apresentam como "lesões acidentais" e que se somam às agressões dolosas. O perfil mais comum nos casos de abuso é o de crianças do gênero masculino, entre 2 e 4 anos de idade e com vários irmãos mais velhos, vindos de família com baixa renda e com baixa escolaridade. Nestes casos é frequente a presença de múltiplas áreas acometidas em diferentes estágios evolutivos, caracterizando lesões ocorridas anteriormente. Crianças com queimaduras não acidentais apresentam maior morbidade e mortalidade quando comparadas com crianças internadas com queimaduras acidentais.

AVALIAÇÃO INICIAL

Todos os pacientes devem ser avaliados segundo o protocolo de atendimento do ATLS. Os pacientes devem ser afastados da fonte de calor e aqueles que são vítimas de queimadura química devem ser rapidamente afastados do agente causador. De forma geral, o primeiro cuidado local nas áreas queimadas deve ser a irrigação exaustiva com água.

Na sala de emergência, a avaliação inicial apresenta peculiaridades em diferentes etapas.

Vias Aéreas

Assegurar que a via aérea deve ser a prioridade em qualquer paciente vítima de trauma. Deve-se suspeitar de lesão inalatória nos casos de queimaduras ocorridas em ambiente fechado, em pacientes que ficaram contidos em espaços com fumaça em excesso, em pacientes com desconforto respiratório, escarro carbonáceo, pelos e fâneros chamuscados e/ou aqueles que se apresentam com confusão mental. Estes devem ser admitidos e monitorizados, pois lesão inalatória implica em morbidade de aproximadamente 50% dos casos e há alta chance de necessitarem de intubação orotraqueal, inclusive profilática. O exame padrão-ouro para diagnóstico de lesão de vias aéreas é a broncoscopia, pois permite visualização direta da via aérea, além de ser um adjunto da intubação. Outro método para diagnóstico é Xenônio 133. Ambas as técnicas têm acurácia superior a 90% em determinar a presença de lesão por inalação. Entretanto, vale ressaltar que na suspeita de lesão o diagnóstico deve ser baseado em achados do exame físico e da história, não se devendo postergar o tratamento.

A intoxicação por monóxido de carbono (CO) está associada a 80% de mortalidade e os fatores associados a aumento da mortalidade incluem baixo nível de consciência na admissão, fogo como fonte de monóxido de carbono e nível de carboxiemoglobina. Todos os pacientes com história de aprisionamento em um espaço fechado ou exibindo sintomas neurológicos devem ter seus níveis de monóxido de carbono medidos e receber oxigênio a 100% por pelo menos 4 horas. Sintomas de intoxicação por CO surgem quando níveis de carboxiemoglobina excedem 15% e níveis de 40-50% podem ser alcançados mesmo após 2-3 minutos de exposição. Suplementação com O_2 a 100% em alto fluxo diminui a meia-vida do CO de 90 min para 20-30 minutos em temperatura ambiente.

Ressuscitação Volêmica

As primeiras 48 horas após o evento são as mais críticas em razão do possível choque hipovolêmico induzido pela queimadura. O objetivo primário da ressuscitação volêmica é atingir perfusão tecidual enquanto se minimiza o edema de partes moles devido ao extravasamento capilar. Evidências indicam que crianças queimadas apresentam incidência aumentada de sepse, insuficiência renal e mortalidade, se a ressuscitação com fluidos for iniciada após período superior a 2 horas.

A fórmula de Parkland é a mais usada nas primeiras 24 horas após a queimadura. Ela pode ser utilizada para crianças com superfície corpórea queimada (SCQ) ≥ 10%, adolescentes com SCQ ≥ 15% e para queimaduras elétricas. Pacientes abaixo de 1 ano devem receber manutenção hídrica adicional. Para pacientes com lesão inalatória, a fórmula deverá ser modificada (2 mL/kg/% SCQ). O uso de coloides durante a fase inicial do atendimento ainda é questionável (Quadro 11-1).

O débito urinário é o principal parâmetro de monitorização, e uso de monitorização invasiva é reservado a pacientes graves e com choque refratário.

Nestes casos o uso de drogas vasoativas como noradrenalina e dobutamina está indicado e é particularmente útil no tratamento de insuficiência cardíaca direita naqueles pacientes que já receberam grandes volumes de fluidos.

Aproximadamente 1% da população queimada apresentará síndrome compartimental abdominal (SCA). Isso ocorre em decorrência do grande volume de fluidos utilizados na ressuscitação hídrica. Revisão sistemática recente mostra que o volume de fluidos usado na ressuscitação hídrica exacerba o edema esplênico, aumentando a permeabilidade intestinal e a translocação bacteriana. A mortalidade associada à síndrome compartimental abdominal relacionada com a ressuscitação volêmica é de 97% quando a SCQ é ≥ 60%. Deve-se suspeitar de síndrome compartimental abdominal em pacientes com baixo débito urinário após hidratação adequada ou naqueles com aumento não explicado na

Quadro 11-1. Fórmula de Parkland para reposição volêmica no queimado

Adultos e crianças com mais de 30 kg
1. 4 mL x P (kg) x SCQ (máx. 50%)
2. Manter débito urinário de 30 a 60 mL/h
Adaptação da fórmula (crianças menores de 30 kg)
1. 3 mL x P (kg) x SCQ (máx. 50%) + AH manutenção
2. Manter débito urinário 1-2 mL/kg/h
3. Usar SF 0,9% ou RL (todo volume)
4. Monitorizar glicemia
5. 1/2 nas primeiras 8 horas
6. 1/2 nas 16 horas restantes
Reposição volêmica – entre 24 e 48 horas
A) Adultos e crianças com mais de 30 kg
1. 2/3 do volume anterior
2. Acrescentar glicose para concentração 3-5% (glicemia)
B) Crianças menores de 30 kg
1. 2/3 da fórmula + AH manutenção
2. Acrescentar glicose, Ca++, K+ (nível sérico e função renal)
Reposição volêmica – entre 48 e 72 horas
A) Adultos e crianças com mais de 30 kg
1. P (kg) x SCQ
2. Acrescentar glicose para concentração 3-5% (glicemia)
B) Crianças com menos de 30 kg
1. P (kg) x SCQ + AH manutenção
2. Acrescentar glicose, Ca++, K+ (nível sérico e função renal)
C) Parâmetros para avaliação da hidratação
1. Débito urinário > 1 mL/kg/h (SVD se SCQ > 20%)

pressão de inspiração (PIP). A medida da pressão intravesical serve como parâmetro para definir conduta operatória, pacientes com medida ≥ 25 mmHg normalmente apresentam SCA. Escarotomia da parede abdominal é um procedimento cirúrgico seguro que diminui a pressão intra-abdominal e melhora os parâmetros ventilatórios e hemodinâmicos. Laparotomia descompressiva deve ser considerada quando escarotomia simples não resultar em diminuição da pressão intra-abdominal.

IDENTIFICAÇÃO DA QUEIMADURA

As queimaduras resultam em destruição tecidual da superfície cutânea em diferentes profundidades, com consequente resposta sistêmica. Sua gravidade está relacionada com dois fatores: a extensão da superfície corpórea queimada e sua profundidade. São considerados fatores agravantes: idade, lesão inalatória associada, etiologia da queimadura, tempo de exposição ao agente causador da lesão, antecedentes pessoais do paciente e queimaduras em localizações específicas (mãos e pés, face, genitais). Em geral, o grau de queimadura está associado ao tempo de exposição, ao agente e à temperatura.

Fatores intrínsecos como infecção e inflamação sistêmica-SIRS e extrínsecos como desidratação, hipotensão e hipotermia devem ser constantemente avaliados para melhor adequação do tratamento.

A avaliação inicial do grau da lesão é fundamental para que se defina a conduta e o tratamento específicos.

Profundidade da Queimadura

Queimaduras podem ser classificadas conforme a espessura de acometimento, em superficiais ou de primeiro grau, de espessura parcial ou segundo grau (superficial e profunda) e de terceiro grau ou espessura total:

- *Queimadura superficial ou de 1º grau:* acomete apenas a epiderme e se apresenta com hiperemia e dor local. O risco de infecção é baixo e a pele se regenera sem deixar cicatrizes. O exemplo mais clássico são as queimaduras após exposição ao sol, causadas pela radiação UV. O tratamento inclui hidratação e analgesia por via oral.
- *Queimadura de espessura parcial superficial ou de 2º grau superficial:* atinge a epiderme e a derme superficial. A lesão é muito dolorosa em razão da exposição de terminações nervosas e se apresenta com hiperemia e bolhas. O tratamento deve ser iniciado com analgesia para desbridamento das bolhas, seguido por curativo oclusivo estéril. A reepitelização ocorre em até 2 semanas.
- *Queimadura de espessura parcial profunda ou de 2º grau profundo:* acomete a epiderme e a derme profunda. Há alguma sensibilidade presente e a pele apresenta palidez. A abordagem nestes casos é mais difícil de ser definida e inclui tratamento intensivo com curativos para evitar ressecamento e infecção. Pode ocorrer restauração, mas de forma lenta e associada a graus variados de contração.
- *Queimaduras de espessura total ou de 3º grau:* todas as camadas da pele estão acometidas e pode haver comprometimento de tecidos mais profundos. A pele apresenta aspecto nacarado e é indolor, uma vez que todas as terminações nervosas sensitivas são destruídas. A cicatrização ocorre a partir das bordas da lesão e há contração intensa da ferida com retrações cicatriciais quando não tratada cirurgicamente. Assim sendo, toda lesão profunda deve ser tratada de forma cirúrgica, o mais precocemente possível.

Extensão da Queimadura

A relação entre a extensão da queimadura e a taxa de sobrevida é bem estabelecida e, por essa razão, é fundamental determinar a totalidade da área corporal lesionada no primeiro atendimento. De maneira geral, quanto maior a SCQ maior a intensidade da resposta metabólica e suas complicações. O tamanho da lesão é descrito como a porcentagem corporal correspondente à área queimada em relação à superfície corpórea total.

Existem alguns métodos para se avaliar a extensão da SCQ, sendo três mais comuns:

- *Esquema de Lund e Browder:* mais adequado para uso em crianças. É o método de melhor acurácia se utilizado corretamente e se baseia em um mapa para demarcação de áreas de SCQ que variam conforme a idade e as proporções corporais.
- *"Regra dos nove" de Wallace:* método rápido e fácil, utilizado com mais frequência em adultos, determinando múltiplos de 9 para áreas topográficas definidas.

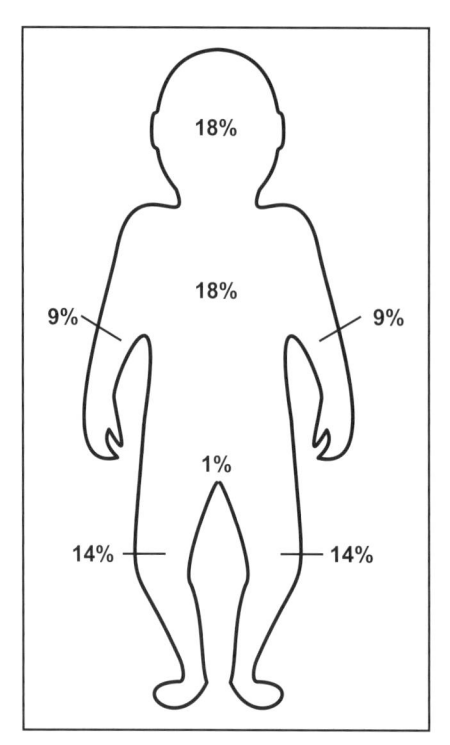

Fig. 11-1. Esquema representativo para avaliação de porcentagem de área queimada na infância.

- *Comparação da SCQ com a região palmar:* a área de superfície da palma da mão de um paciente (incluindo os dedos) corresponde a aproximadamente 0,8% da superfície total do corpo. A superfície palmar pode ser utilizada para estimar pequenas queimaduras (< 15% da área superficial total) ou queimaduras muito grandes (> 85%). Para queimaduras de tamanho médio, entretanto, o método é impreciso (Fig. 11-1).

No momento do atendimento inicial, a medida mais importante a se definir é a SCQ. Nas primeiras 48 horas, a definição da espessura da queimadura pode ser imprecisa e esta é a principal razão para se basear na SCQ ao definir a ressuscitação volêmica. Em pacientes internados e naqueles portadores de queimaduras de espessura parcial ou total, reavaliação objetiva deve ser realizada após 48 horas para definição precisa da espessura de acometimento.

Com base na avaliação da SCQ e da profundidade das queimaduras, o paciente poderá ser tratado ambulatorialmente, em um hospital secundário, ou encaminhado para uma Unidade de Tratamento de Queimados (UTQ). A Sociedade Brasileira de Queimaduras define os seguintes critérios para transferência de um paciente pediátrico para Unidade de Tratamento de Queimaduras:

- Queimaduras de 2º grau com mais de 10% da SCQ.
- Queimaduras de 3º grau em qualquer extensão.
- Lesões em face, olho, períneo, mão, pé e grande articulação.
- Queimadura elétrica.
- Queimadura química.
- Lesão inalatória, ou lesão circunferencial de tórax ou de membros.
- Doenças associadas, politrauma, maus tratos ou situações sociais adversas.

A transferência do paciente deve ser solicitada à UTQ de referência após a estabilização hemodinâmica e medidas iniciais.

TRATAMENTO ESPECÍFICO DA QUEIMADURA EM CRIANÇAS
Escarotomia
Ainda na avaliação inicial é preciso identificar lesões de extremidades e em tórax que têm potencial para evoluir com síndrome compartimental. A escarotomia consiste em seccionar toda a espessura do tecido queimado, de forma a permitir a expansão das partes moles, reduzindo a pres-

são intersticial e garantindo o adequado fluxo sanguíneo para a extremidade ou a expansibilidade torácica e abdominal. As indicações para realização deste procedimento levam em conta o comprometimento neurovascular (poiquilotermia, palidez, ausência de pulso, parestesia), ausência de enchimento capilar, ausência de fluxo ao Doppler de arco palmar e evidência de síndrome compartimental.

Queimaduras de espessura total e circunferenciais podem resultar em constrição, seguida de edema e comprometimento vascular. Já queimaduras circunferenciais e de espessura total no tórax podem causar prejuízo da função respiratória. O edema progressivo que se desenvolve impede a função respiratória normal, levando a baixa complacência, ventilação ruim e aumento no pico de pressão inspiratória.

Tradicionalmente, a escarotomia pode ser realizada no leito com o paciente apenas sedado, pois os tecidos queimados não têm sensibilidade. Entretanto, devemos atentar para o bom controle de analgesia e, em alguns casos, prefere-se realizar o procedimento sob anestesia geral. As linhas laterais e mediais dos membros são os locais para incisão, evitando a exposição articular. No tórax, incisões paralelas à linha axilar anterior e duas ou três incisões horizontais são suficientes para liberar a expansibilidade torácica.

Cuidados nas Queimaduras de Espessura Parcial

Neste tipo de queimadura é esperada a reepitelização a partir dos anexos dérmicos remanescentes, que ocorre, em geral por volta de 3 semanas, e o princípio básico é não agredir mais a pele, ou seja, propiciar um ambiente adequado para a reepitelização, preferencialmente estéril, úmido e protegido do contato com o meio externo. Deve-se garantir analgesia, comprovar imunização antitetânica, realizar a limpeza da SCQ com clorexidina e aplicar curativos, que devem ser inspecionados a cada 48 horas para avaliar a cicatrização e o surgimento de infecções. Atualmente, a escolha dos curativos e a aplicação de antimicrobiano tópico variam entre os centros de queimados em todo mundo, dependendo da disponibilidade tecnológica e econômica de cada país.

Nas primeiras 48 horas há grande perda de líquido em razão do processo exsudativo. Nessa fase devemos realizar curativos primários não aderentes com gaze vaselinada, *rayon* com *petrolatum* ou parafina, curativo secundário absorvente com chumaços de gaze e curativo terciário com ataduras e/ou talas para conforto.

Na presença de bolhas as mesmas devem ser rompidas e desbridadas. Quando íntegras e localizadas em face volar de mão e pé podem ser reavaliadas sem necessidade de rompimento.

Após 48 horas da primeira abordagem, o curativo deve ser trocado, preferencialmente, por coberturas que permaneçam por 5 a 7 dias, evitando a troca frequente. Entre os curativos utilizamos placas de hidrocoloide, membranas de celulose, curativos de alginato e colágeno e *rayon* com prata nanocristalina de liberação lenta.

Antibioticoterapia sistêmica não está indicada na ausência de infecção, e deve ser introduzida somente se forem observados sinais de comprometimento do estado geral ou secreção purulenta na queimadura, bem como celulite, edema e petéquias.

Deve fazer parte do acompanhamento ambulatorial o uso de cremes hidratantes, protetores solares, fisioterapia motora, terapia ocupacional e seguimento por período de 1 ano para se observar a evolução das cicatrizes.

Cuidados nas Queimaduras de Espessura Total

Queimaduras de terceiro grau ou de espessura total são aquelas em que há lesão de todos os elementos da pele, incluindo epiderme e derme, com coagulação do plexo vascular subdérmico, destruição de folículos pilosos, glândulas sudoríparas e sebáceas e receptores para dor. Como resultado da destruição das camadas da pele, as feridas não se regeneram, pois os anexos dérmicos e sua reserva epitelial estão destruídos e para o tratamento, portanto, necessitam de algum tipo de cobertura cutânea, geralmente enxerto cutâneo de pele autóloga.

O tratamento inicial inclui desbridamento em centro cirúrgico seguido de curativo oclusivo com agentes antimicrobianos como sulfadiazina de prata ou nitrato de cério com a finalidade de se evitar a proliferação bacteriana no tecido queimado.

A sulfadiazina de prata é bactericida para uma grande variedade de bactérias Gram-positivas e Gram-negativas, bem como algumas espécies de fungos (*Pseudomonas aeruginosa*, *Staphylococcus aureus*, algumas espécies de *Proteus*, *Klebsiella*, *Enterobacter* e *Candida albicans*).

Sua atividade antimicrobiana é mediada pela reação do íon prata com o DNA microbiano, o que impede a replicação bacteriana. Seu uso deve ser evitado em pacientes alérgicos à sulfa, e seus efeitos adversos incluem leucopenia e, raramente, reações de hipersensibilidade cutânea. Como desvantagem possui uma curta ação e requer reaplicação ao menos 1×/dia.

A combinação de sulfadiazina de prata com nitrato de cério foi introduzida para aumentar a eficácia do tratamento, prevenindo ou retardando o crescimento de bactérias Gram-negativas em pacientes com queimaduras que atingem mais de 50% da superfície corporal; a associação do cério à sulfadiazina tem sido indicada por apresentar, além dos efeitos antibacterianos, um efeito imunomodulador. Recentemente outras preparações com prata vêm ganhando mais espaço no tratamento de queimaduras com o objetivo de prolongar a atividade bactericida no leito da ferida e diminuir a toxicidade celular, com melhor capacidade de recuperação de tecidos (zona de estase e zona de hiperemia).

Após 48 horas da queimadura o paciente deve ser reavaliado em centro cirúrgico para novo desbridamento. Neste, a remoção do tecido queimado deve ser realizada em camadas sequenciais até que se encontre derme viável ou que se atinja o subcutâneo adequadamente perfundido.

A técnica de excisão tangencial permite a remoção de tecido desvitalizado com máxima preservação de áreas viáveis, sendo determinada pelo padrão puntiforme de sangramento. Pode ser realizada com dermátomo elétrico ou manual com faca de Blair e a cobertura cutânea se faz no mesmo tempo cirúrgico. A perda de sangue neste procedimento pode ser considerável e, em alguns, casos há necessidade de hemotransfusão.

A cobertura definitiva pode ser feita com enxerto de pele autóloga, ou por matrizes de regeneração dérmica seguido de enxertia autóloga. Em queimaduras extensas sem possibilidade de enxertia autógena ou pacientes muito instáveis clinicamente, substitutos dérmicos temporários podem ser utilizados até que o paciente esteja estável e a área queimada com boas condições locais. Nestes casos, pele humana de banco de tecidos ou pele de origem animal podem ser utilizadas.

Quanto aos enxertos de pele autólogos, estes podem ser de espessura total ou parcial. Enxertia cutânea de espessura parcial ou total em lâmina são opções ideais em lesões de extensão pequena e média. Já em pacientes com grande SCQ ou com poucas áreas doadoras, a opção de enxertia em malha (*mesh graft*) tem resultados mais rápidos e com menos morbidade, embora o resultado funcional e estético fique abaixo do esperado devido à contração secundária. As áreas doadoras reepitelizam entre 10 a 14 dias e podem ser reutilizadas para novas retiradas de enxertos.

Aspectos Nutricionais no Paciente Queimado

Pacientes vítimas de queimaduras térmicas exibem um padrão de metabolismo aumentado com estado hipercatabólico que resulta em consumo de massa magra.

Crianças são mais vulneráveis a má nutrição proteico-calórica, pois, proporcionalmente, apresentam menos gordura corporal e menos massa magra. Pacientes com queimaduras extensas apresentam aumento no gasto energético e calórico, bem como aumento do metabolismo proteico. Isso resulta em um balanço nitrogenado negativo que pode durar por até 9 meses após a queimadura. O início rápido da manutenção e suporte dietético é de extrema importância e deve ser iniciado nas primeiras 24-48 horas. É preferível a via de administração oral ou entérica. Pacientes intolerantes devem receber dieta parenteral (NPP). Rigoroso controle glicêmico deve ser realizado em razão da alta probabilidade de estados hiperglicêmicos após o trauma. O nível sérico de glicose deve ficar entre 130 a 140; se não for possível manter o paciente com esses valores, deve-se considerar terapia com insulina. A maioria das crianças tem necessidade proteica de 2,5 g/kg/dia com necessidades de ingesta calórica aumentadas em até 1,5× o valor basal. Crianças com grandes SCQ devem receber suplementação vitamínica na forma de multivitamínico, e ainda vitamina A (5.000-10.000 unidades/dia), vitamina C (250-500 mg) e sulfato de zinco (100-220 mg/dia).

BIBLIOGRAFIA

Gonzalez R, Shanti CM. Overview of current pediatric burn care. *Semin Pediatr Surg* 2015 Feb;24(1):47-9.

Greenbaum AR, Horton JB, Williams CJ *et al.* Burn injuries inflicted on children or the elderly: a framework for clinical and forensic assessment. *Plast Reconstr Surg* 2006 Aug.;118(2):46e-58e.

Hettiaratchy S, Papini R. Initial management of a major burn: II – assessment and resuscitation. *BMJ* 2004 July 10;329(7457):101-3.

Moreira SS, Macedo AC, Nunes BB *et al.* Implantação de nova tecnologia para otimização do atendimento em ambulatório de queimados, sem adição de custos. *Rev Bras Queimaduras* 2013;12(2):87-102.

Moser HH, Pereima MJL, Soares FF, Feijó R. Uso de curativos impregnados com prata no tratamento de crianças queimadas internadas no Hospital Infantil Joana de Gusmão. *Rev Bras Queimaduras* 2014;13(3):147-53.

Palmieri TL, Greenhalgh DG. Topical treatment of pediatric patients with burns a practical guide. *Am J Clin Dermatol* 2002;3(8):529-34.

Sánchez-Sánchez M, García-de-Lorenzo A, Asensio MJ. First resuscitation of critical burn patients: progresses and problems. *Med Intensiva* 2016;40(2):118-24.

Sheridan RL, Baryza MJ, Pessina MA *et al.* Acute hand burns in children: management and long-term outcome based on a 10-year experience with 698 injured hands. *Ann Surg* 1999 Apr.;229(4):558-64.

Varas RP, O'Keeffe T, Namias N *et al.* A prospective, randomized trial of Acticoat versus silver sulfadiazine in the treatment of partial-thickness burns: which method is less painful? *J Burn Care Rehabil* 2005;26(4):344-7.

12 Trauma Pediátrico

Ivlacir Idilhermano Vasques Silva

INTRODUÇÃO

O trauma permanece como principal causa de morte e incapacidade nos pacientes pediátricos. Nos Estados Unidos da América do Norte, 1 entre 3 crianças são vítimas de trauma (1.500.000 milhões/ano), representando de 10 a 15% das internações pediátricas, confirmando como a maior causa de morte na faixa etária de 1 a 19 anos, em torno de 20.000 crianças/ano, com gastos de 100 bilhões de dólares/ano. No Brasil, segundo o Ministério da saúde, o trauma é responsável por mais de 4.000 mortes de crianças/ano e mais de 120.000 internações hospitalares, consumindo mais de 80 milhões de reais. O mecanismo de lesão principal é o trauma fechado em 90% dos casos, tendo como etiologia mais comum as quedas, acidentes por veículos a motor e bicicleta, por atropelamento ou como ocupante do veículo, na maioria das vezes sem cinto de segurança. Como consequência, as lesões mais comuns são os traumas cranioencefálicos e de coluna cervical. Quedas da própria altura, caracterizadas por lesões cranianas, fraturas de ossos longos, lesões de tórax e abdome, estão relacionadas com o deslocamento vertical. As lesões penetrantes representam 10% dos traumas, são mais frequentes e fatais, principalmente em regiões de maior vulnerabilidade socioeconômica, em decorrência do aumento da violência. A faixa etária das crianças acometidas por essas lesões em nosso país se inicia a partir dos 12 anos de idade. As armas de fogo são responsáveis pelo aumento de homicídios, suicídios, lesões com ou sem intenção de morte. Por falta de políticas públicas para nossos jovens, a facilidade na disponibilidade em obter uma arma de fogo ou branca, faz com que esta casuística esteja aumentando. Diferentemente dos adultos, as crianças necessitam recuperar-se dos efeitos do trauma, continuar o processo de crescimento e desenvolvimento. As lesões podem levar um período prolongado de incapacidade física ou emocional, repercutindo na capacidade de aprendizado e com repercussões familiares e sociais imensas.

PECULIARIDADES

Trauma é a doença de grande prevalência do nosso século, cujas proporções podem ser comparadas a uma epidemia. Sem adoção de medidas eficazes de um programa de prevenção bem elaborado, deverá se transformar em uma tragédia, principalmente em países de baixo desenvolvimento socioeconômico. As formas de violência e, os acidentes com crianças e adolescentes representam a maior causa de morte na faixa etária de 1 a 19 anos. A maioria dos casos de trauma pode ser prevenida com atitudes simples.

ANATOMIA PEDIÁTRICA

As crianças apresentam anatomia e fisiologia única em comparação com os adultos, que deve ser levada em consideração no manejo de pacientes de trauma pediátrico que exigem conhecimentos específicos em relação ao tipo, mecanismo, diagnóstico, tratamento, evolução e complicações, necessitando de profissionais especializados, no primeiro momento do atendimento, para prevenir e restringir as sequelas, além de melhorar a sobrevida.

Vias Aéreas

> É a mais significativa diferença anatômica entre adultos e crianças.

Cavidade oral pequena, língua e tonsilas grandes, predispõem à obstrução das vias aéreas, especialmente em pacientes com nível de consciência diminuído.

As principais peculiaridades anatômicas das vias aéreas, principalmente em crianças menores de 3 anos, são:

- A região occiptal relativamente grande.
- A laringe em posição cefálica, de localização anterior ao pescoço.
- Traqueia curta, em forma de U, diâmetro reduzido.

Cabeça

Crianças com menos de 8 anos de idade apresentam uma desproporção maior em relação à cabeça e o resto do corpo, como consequência, o traumatismo craniano é a maior causa de mortalidade, em casos de quedas e acidentes automobilísticos.

Cérebro

Em lactentes as suturas do crânio estão abertas, o cérebro apresenta maior espaço subaracnóideo e espaço extracelular; como consequência, tolera melhor a expansão dos hematomas intracranianos do que os adultos. O cérebro infantil é menos mielinizado, com calota óssea fina, fazendo com que forças moderadas aumentem as sequelas neurológicas. Podem, ainda, apresentar-se com estado mental alterado abrupto. Os riscos de lesão medular sem anormalidade radiológica (SCIWORA) são mais frequentes em razão da flexibilidade anatômica da coluna medular, mas rara em crianças.

As crianças, por terem a calota craniana menos rígida, estão menos sujeitas a fraturas e, consequentemente, hematomas localizados. Tal fato, entretanto, torna o cérebro infantil mais suscetível a lesões por desaceleração, conhecidas como lesão axonal difusa.

Tórax

A caixa torácica é complacente, as fraturas de costelas são menos comuns. A lesão pulmonar mais frequente é a contusão pulmonar sem fratura. Além disso, as estruturas mediastinais são móveis com maior propensão de desenvolver pneumotórax hipertensivo.

Abdome

O fígado e o baço têm menor proteção ao nível do rebordo costal, proporcionando maior vulnerabilidade às lesões diretas sobre as vísceras parenquimatosas.

Sistema Musculoesquelético

Os ossos são imaturos, flexíveis, com incidência de fraturas principalmente nas placas de crescimento. A perda sanguínea é mínima e há menor risco de instabilidade hemodinâmica.

Sistema Vascular

O acesso vascular para reposição volêmica é mais importante por razões anatômicas, aumentando as complicações durante os procedimentos vasculares. As artérias são mais elásticas, com maior resistência ao trauma, por não apresentarem lesão intraluminar.

Fisiologia Pediátrica

Sinais vitais

Variam com a idade. Frequência cardíaca e respiratória é elevada. Pressão arterial apresenta valores menores em relação aos adultos (Quadro 12-1).

Quadro 12-1. Sinais vitais de acordo com a idade

Sinais	FC (Bpm/min)	PA (mmHg)	FR (lpm/min)
Lactente	160	80	40
Pré-escolar	140	90	30
Adolescente	100	100	20

Metabolismo

As crianças têm maior propensão à hipotermia, em razão das perdas de fluido insensíveis, por causa da sua maior área de superfície corporal e taxa metabólica. A hipotermia pode complicar em situações críticas, exacerbando a acidose metabólica, levando um efeito inotrópico negativo sobre o coração.

Um sumário das alterações fisiológicas em crianças e suas consequências pode ser visto no Quadro 12-2.

Quadro 12-2. Características da criança e suas consequências

Cabeça muito maior	Maior risco de lesões cerebrais
Língua maior	Maior risco de obstrução de via aérea
Laringe anterior e elevada	Intubação com lâmina reta
Corpo mais compacto	Maior risco de lesões múltiplas
Paredes menos resistentes	Maior risco de lesões de órgãos internos
Pele fina com menor camada de gordura	Maior risco de hipotermia

ATENDIMENTO À CRIANÇA COM TRAUMA

O atendimento inicial da criança com politrauma segue os mesmos princípios e sequências do ATLS (*Advanced Trauma Life Support Course*) no adulto.

- **A**irway (vias aéreas pérvias e proteção da coluna cervical).
- **B**reathing (respiração e ventilação).
- **C**irculation (circulação e controle da hemorragia).
- **D**isability (diagnóstico com exame neurológico sumário).
- **E**xposure (exposição do corpo e evitar hipotermia).
- **F**oley cateter (cateter vesical).
- **G**astric tube (sonda nasogástrica).
- **H**istory (história completa).

Suspeitar de traumatismo grave se:

- Ocorreram quedas > 200 cm ou > 3 vezes a altura da criança.
- Colisões > 32 km/h.
- Expulsão da vítima do veículo e morte de ocupante.
- Danos graves ao veículo.

Avaliação das Vias Aéreas e Coluna Cervical – "A"

Deve seguir a sequência:

- Desobstruir.
- Oxigenar.
- Aspirar.
- Cânula de Guedel.
- Ventilação com ambú.
- Intubação endotraqueal.
- Cricotireoidostomia.

Indicações para imobilização da coluna cervical:

- Atropelamento.
- Queda acima de 90 cm.
- Acidente automobilístico com ocupante expulso.
- Vômitos frequentes.
- Perda de consciência entre 3 a 5 minutos.
- Dor à palpação de coluna cervical.
- Escala de Glasgow < 13.

> A via aérea deve ser mantida totalmente permeável e, ao mesmo tempo, manter a coluna cervical imobilizada, até afastar possível lesão.

Em situações de urgência durante o trauma pediátrico, a dificuldade de intubação endotraqueal pode ocorrer em torno de 25% e, nesta situação, o uso de máscara laríngea é indicado. Entretanto, existem detalhes técnicos para o uso adequado de máscara laríngea em crianças. Máscaras mal locadas ou locadas intempestivamente podem agravar lesões cervicais ou de orofaringe. Na dúvida, proceder com a intubação oro ou nasotraqueal. Após todos os procedimentos realizados para manutenção de via aérea pérvia e segura, se persistir a instabilidade respiratória, estará indicada a traqueostomia.

Uma vítima de trauma fechado acima da região clavicular deve ser considerada como provável portadora de trauma de coluna cervical, até o exame físico e de imagens demonstrarem o contrário.

Técnica simples para escolher o tamanho do tubo endotraqueal é determinada pelo diâmetro externo da narina/dedo mínimo da mão, ou pelas equações:

1. Diâmetro (mm) = (idade em anos/4) + 4.
2. Comprimento (cm) = (idade em anos/2) + 12.

> LEMBRAR:
> Cricotireoidostomia por punção não é via aérea definitiva!
> Via aérea definitiva: tubo na traqueia com balão insuflado e ventilando.

Avaliação/Estabilização da Respiração – "B"

A efetividade da ventilação e oxigenação é avaliada observando a expansibilidade simétrica da caixa torácica e ausência de cianose. A criança com trauma deve receber oxigenação suplementar em situação que a respiração não for eficiente, e deve-se iniciar ventilação com bolsa de máscara com oxigênio a 100%, nos casos de piora do quadro deve-se proceder à intubação endotraqueal. Frequentemente a ventilação respiratória pode estar comprometida por distensão gástrica com risco de aspiração, nestes casos a passagem de uma sonda nasogástrica com calibre adequado se faz necessária.

1. Olhar:
   - Para simetria da parede torácica e inspecionar a região cervical.
   - Frequência respiratória.
   - Aumento do esforço respiratório.
   - Coloração da pele.
   - Desvio da traqueia.
2. Auscultar:
   - A entrada do ar nos pulmões.
   - A simetria dos ruídos respiratórios.
   - Ritmo e expansibilidade na ausculta pulmonar.
3. Palpar:
   - Contusões, lacerações e crepitações na região cervical e parede torácica.

Situações que dificultam a estabilização da respiração:

- Pneumotórax hipertensivo.
- Pneumotórax aberto/hemotórax.
- Pneumotórax fechado:
  - Pneumotórax hipertensivo → punção ou drenagem com drenos tubulares sob selo d'água.
  - Hemotórax → drenagem com drenos tubulares sob selo d'água.

Avaliação da Circulação e Controle da Hemorragia – "C"

- Estabilização/reposição hemodinâmica e controle da hemorragia.
- Hipovolemia como maior causa de choque em trauma pediátrico.
- Diagnóstico e tratamento precoce → fundamental.

A estabilidade hemodinâmica em crianças politraumatizadas exige o diagnóstico, para contenção imediata das hemorragias externas e internas, suporte cardiovascular, perfusão sistêmica adequada e manutenção de volemia adequada.

> Taquicardia é o primeiro sinal de hipovolemia na criança politraumatizada.

São sinais de alerta de grave perda volêmica – bradicardia, extremidades frias, hipotensão arterial, nível de consciência rebaixada e resposta tardia à dor.

> Hipotensão em politraumatizado é devida a choque hipovolêmico, até que se prove o contrário!

Parâmetros importantes na fase do exame inicial na avaliação:

- Controlar os sangramentos (internos e externos).
- Acessos venosos e intraósseos.
- Reposição de cristaloide e hemoderivados.

Acesso para reposição de fluidos

O acesso venoso deve ser prioridade, com cateteres de grosso calibre em dois membros, preferencialmente alternados, ou seja, na parte superior e inferior, evitado nos locais com suspeitas de fraturas ou lesão vascular, realizados em até três tentativas ou 90 segundos. A via intraóssea é uma excelente alternativa porque o canal venoso medular não altera com instabilidade hemodinâmica, sem contraindicação de idade e qualquer tipo de fluidos.

As punções venosas centrais devem ser evitadas pelo alto índice de complicações nessa situação. Em situações adversas a dissecção venosa por cirurgiões pediátricos pode ser necessária.

Acesso intraósseo

Locais:

- Face medial da tíbia proximal (2 cm abaixo da tuberosidade tibial).
- Face medial da tíbia distal, acima do maléolo medial.
- Linha média do fêmur distal, 3 cm do côndilo externo.

Recomenda-se uso do acesso intraósseo, permanecendo somente no período necessário à estabilização da criança, variando de 1 a 24 horas. As principais complicações são: infecção, síndrome compartimental e, raramente, embolia gordurosa.

Reposição da volemia–cristaloide

- Soro fisiológico (0,9%) e Ringer lactato.
- Aquecidos a 35 graus de temperatura.

   Dose:

- Soro fisiológico (0,9%) e Ringer lactato.
- 20 mL/kg/dose em 10 a 15 minutos.
- Três vezes/alternando entre as soluções.

A reposição da volemia com cristaloide inicia-se com a infusão em *bolus* de 20 mL kg/dose, no máximo de 60 mL/kg/dose, em 10 a 15 minutos, alternando entre as soluções, por risco de hipernatremia.

Não havendo resposta clínica à sua infusão, acrescentamos reposição de hemoderivado, em uma regra simples de 3 para 1, ou seja, 3 vezes o volume de cristaloides para 1 de hemoderivados (Fig. 12-1).

```
                    20mL/kg/dose/Cristaloide-Ringer lactato/S. fisiológico 0,9%
                           ↙                              ↘
            Estabilidade hemodinâmica              Instabilidade hemodinâmica
                    ↓                                   ↙        ↘
                                            Critaloide – 20mL/kg/dose – 3 vezes
                 Reavaliar
                    ↓                                   ↓
                Observação                            Instável
                                                        ↓
                                            Hemoderivados – 50% volemia
                                                        ↓
                                                     Instável
                                                        ↓
                                                     CIRURGIA
```

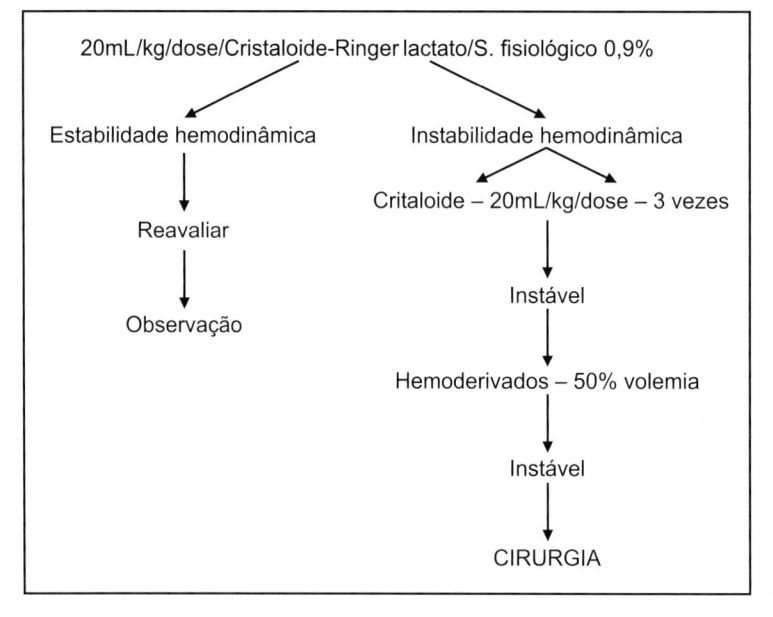

Fig. 12-1. Reposição volêmica no trauma.

Hemoderivados

- Concentrado de hemácias/sangue total.
- Volemia da criança – 80 mL/kg/peso.

   Dose:

- Concentrado de hemácias –15 mL/kg/peso.
- Sangue total – 10 mL/kg/peso.
- Máximo até 40 mL/kg/peso ou 50% da volemia da criança.

Parâmetros que indicam que a reposição volêmica esta sendo eficiente:

- Diminuição da frequência cardíaca.
- Retorno da cor normal da pele e aquecimento das extremidades.
- Melhora do nível de consciência (melhora do índice de Glasgow).
- Débito urinário de 1 a 3 mL/kg/hora.

O débito urinário de 1 a 3 mL/kg/hora e a densidade urinária representam os melhores parâmetros para determinar se a reposição de volume é suficiente. O retorno à estabilidade hemodinâmica deve ser rigorosamente monitorizado (Quadro 12-3).

A administração de hemoderivados, preferencialmente, é de **sangue total** em razão da presença de fatores de coagulação. Nos casos de tratamento conservador em trauma abdominal fechado de vísceras parenquimatosas, **o volume não pode ultrapassar 50% da volemia ou 40 mL/kg em 24 ou 48 horas.**

Quadro 12-3. Graus de hemorragia e clínica do politraumatizado

	< 25%	> 25%	45%
Circulatório	■ Pulso fino ■ Taquicardia	■ Taquicardia	■ Taquicardia ■ Bradicardia ■ Hipotensão
SNC	■ Irritação ■ Confusão	■ Alteração de consciência	■ Comatoso
Pele	■ Fria ■ Úmida	■ Cianose	■ Pálida ■ Gelada
Rim	■ < Diurese ■ > Densidade	■ Oligúria acentuada	■ Anúria

Avaliação Neurológica com Exame Sumário – "D"

A avaliação do estado neurológico consta de um exame sumário, do estado de consciência segundo a escala de Glasgow, das pupilas quanto ao tamanho, simetria e resposta ao estímulo luminoso. Em índices na escala iguais ou menores que 8, o risco de sequelas graves e mortalidade é alto (Quadro 12-4).

Quadro 12-4. Escala de Glasgow

Adulto		Criança	
Abertura ocular		**Abertura ocular**	
Espontânea	4	Espontânea	4
Estímulo verbal	3	Estímulo verbal	3
Estímulo doloroso	2	Estímulo doloroso	2
Sem resposta	1	Sem resposta	1
Melhor resposta motora		**Melhor resposta motora**	
Obedece a comandos	6	Obedece a comandos	6
Localiza a dor	5	Localiza a dor	5
Flexão normal (retirada)	4	Flexão normal (retirada)	4
Flexão anormal (decorticarão)	3	Flexão anormal (decorticação)	3
Extensão (descerebração)	2	Extensão (descerebrarão)	2
Sem resposta	1	Sem resposta	1
Resposta verbal		**Escala verbal pediátrica**	
Orientado	5	Palavras apropriadas, sorriso social, segue objetos	5
Confuso	4	Chora, mas é consolável	4
Palavras inapropriadas	3	Persistente irritável	3
Sons incompreensíveis	2	Inquieto, agitado	2
Sem resposta	1	Nenhuma	1
Resultado da pontuação			
3	Coma profundo (85% de probabilidade de morte)		
4	Coma profundo		
7	Coma intermediário		
11	Coma superficial		
15	Normalidade		

Exposição da Criança – "E"
A criança, especialmente os lactentes e crianças menores, por apresentarem supefície corporal maior em relação ao peso, correm o risco de hipotermia, levando ao aumento de consumo de oxigênio, vasoconstrição periférica, acidose metabólica e parada cardiorrespiratória, necessitando de salas de atendimento ao trauma com monitorização da temperatura e uso de medidas para aquecimento do paciente.

História – "H"
- **A** – Alergia.
- **M** – Medicações.
- **P** – História clínica passada – comorbidades.
- **L** – Última refeição.
- **E** – Como aconteceu a lesão ou trauma.

História com os pais ou familiares, na avaliação secundária.

A avaliação para exames laboratoriais e de imagens depende do tipo, mecanismo do trauma e gravidade, associado a uma boa história, exame físico e a suspeita diagnóstica.

Exames laboratoriais e de imagens nos casos de politrauma após avaliação inicial:

- Hemoglobina.
- Hematócrito.
- Urina tipo 1.
- Amilase.
- Transaminases (TGO E TGP).
- Radiológicos:
  - Radiografia de coluna cervical em perfil.
  - Radiografia de tórax em anteroposterior (AP).
  - Radiografia da pelve.
  - Tomografia de crânio e coluna cervical.
  - Tomografia de tórax.
  - Tomografia de abdome e pelve com contraste – via oral/endovenosa e via retal.

Os exames de tomografia precisam de critérios específicos, para sua indicação em crianças politraumatizadas, em decorrência do risco de irradiação, mesmo que este exame seja o padrão-ouro no diagnóstico das lesões.

> A importância da tomografia computadorizada para diagnóstico das lesões parenquimatosas no trauma é inquestionável, porém a indicação de tratamento conservador ou cirúrgico é baseada na estabilidade ou instabilidade hemodinâmica e não nos achados de imagens, critério adotado na literatura mundial nos traumas pediátricos.

Ultrassonografia focada no trauma – FAST
O exame de ultrassonografia é de fácil e rápida execução, podendo ser realizado por cirurgião de plantão. No exame para avaliar o quadrante superior direito e esquerdo/subxifoide e pelve para pesquisa de hemopericárdio e líquido intraperitoneal. A sua aplicação em trauma abdominal em crianças ainda é de exceção e a presença de líquido intraperitoneal não é indicativa de cirurgia.

LESÕES CARACTERÍSTICAS EM CRIANÇAS
- Lesões do sistema nervoso central.
- Lesões torácicas.
- Lesões abdominais.
- Lesões por abuso físico.

Lesões características da faixa etária que o cirurgião pediátrico quase sempre é o primeiro a atender, avaliar, diagnosticar, conduzir adequadamente, oferecer suporte emocional aos pais e familiares, devendo estar sempre atualizado para conduzir da melhor maneira e com responsabilidade.

No período de 1999 a 2014, em pacientes internados por trauma pediátrico em nossa enfermaria do Hospital do Grajaú e Francisco Morato, a incidência por quedas foi de 46,4%, atropelamentos 28,3%, síndrome do tanque 7,9%, acidentes automobilísticos 7,4%, ferimentos penetrantes 4,8% e espancamento ou abuso físico 4,2%, apresentando uma similaridade com os dados de literatura mundial, com uma tendência de alta dos ferimentos penetrantes com aumento da faixa etária e violência, com a prevalência do sexo masculino em relação ao sexo feminino de 3 para 1.

Tratamento Conservador de Lesões de Órgãos Parenquimatosos

Historicamente, ate a década de 1950, o tratamento do trauma esplênico era tratado por esplenectomia total. A partir de 1952, King e Shumacher provaram a relação entre esplenectomia e septicemia fatal em crianças, chamada de síndrome pós-esplenectomia, confirmada em trabalhos subsequentes. A partir destas evidências, iniciou-se uma tendência na literatura a optar pelo **tratamento conservador nas lesões parenquimatosas**, especialmente o baço, por ter papel no controle de bactérias encapsuladas e na imunidade dos pacientes pediátricos.

No final da década de 1970 e início de 1980, os cirurgiões pediátricos não tinham diagnóstico de imagem como tomografia computadorizada, pouco acessível aos cirurgiões. A esses profissionais restavam condutas heróicas como punção abdominal e monitorização de hematócrito e hemoglobina de hora em hora para avaliar a estabilidade hemodinâmica. A estabilidade hemodinâmica é a principal e única situação para indicação de tratamento não operatório ou conservador. O tratamento conservador é aplicado ao baço, fígado, rim e pâncreas com resultados similares.

Atualmente, a conduta conservadora é uma rotina nos pacientes com trauma esplênico fechado ou contuso, com base na experiência de novos métodos de diagnóstico e tratamento por imagem como angioembolização, conhecimentos dos mecanismo e a padronização de atendimentos.

Os critérios para o tratamento conservador das vísceras parenquimatosas ou sólidas no trauma abdominal fechado são:

- Tipo de trauma: **fechado ou contuso**.
- Mecanismo de trauma mais frequente: **atropelamento e quedas**.
- A presença de **células mioepitelias**.
- O sangramento é: **autolimitado** a 48 a 72 horas.
- O trauma em lesão única > 95% e múltiplas > 90%.

Indicação do tratamento conservador nos casos de:

- Criança hemodinamicamente estável.
- Reposição de hemoderivados no máximo de 50% da volemia ou 40 mL/kg no período de 24 a 48 horas.
- Ausência de lesão de víscera oca, ureter, bexiga e lesão vascular grave.

Calcula-se a volemia = 80 mL/kg.

Condições fundamentais para realização do tratamento conservador em traumatismo fechado de víscera parenquimatosa (Fig. 12-2):

1. Monitorização adequada: Hb e Ht e exames físicos frequentes.
2. Equipe cirúrgica 24 horas/dia à disposição.
3. Centro cirúrgico preparado 24 horas/dia.
4. Equipe de apoio (anestesistas, banco de sangue etc.).

Trauma de Vísceras Parenquimatosas
Tratamento cirúrgico × tratamento conservador
Hospital Geral do Grajaú / Francisco Morato – 1999 a 2014

	ESPLEN	HEPAT	RENAL	PANCR
Cirúrgico	2	3	2	3
Conservador	40	39	29	7

81,5 – Víscera única – 125
Trauma fechado de vísceras parenquimatosas abdominais – (154)

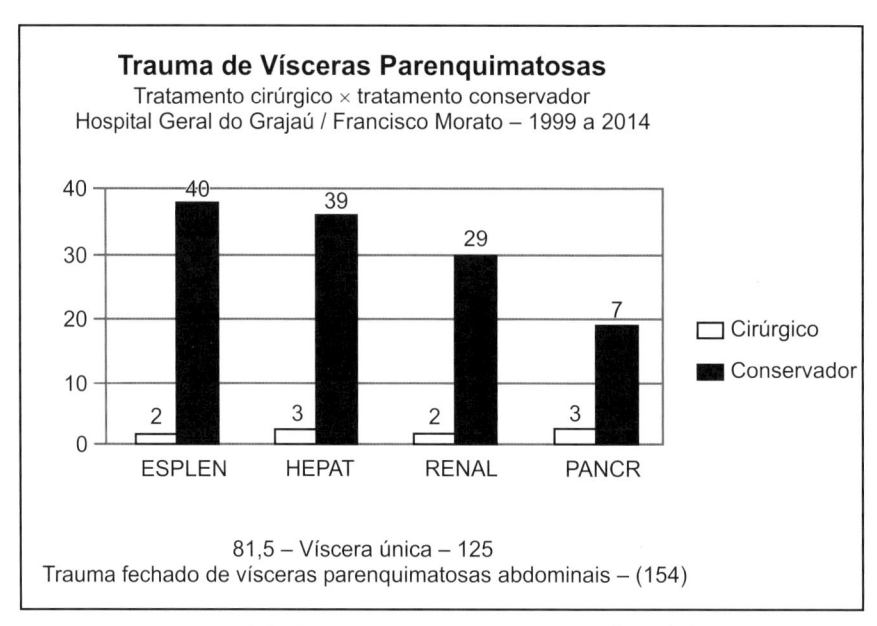

Fig. 12-2. Tratamento de lesões parenquimatosas no Hospital Geral do Grajaú.

Lesões por Abuso Físico

Violência infantil constitui um exagero dos direitos da nossa sociedade, no sentido de disciplinar, punir, controlar, enquanto a existência da total negligência representa o maior fracasso em fiscalizar, proteger e alimentar as nossas crianças. A violência corporal é um método de imposição estabelecido em quase toda a sociedade do mundo antigo e moderno, com o objetivo de influenciar uma criação eficiente de seus filhos.

Deve-se sempre suspeitar de violência física ou abuso quando: as lesões encontradas não são compatíveis com a gravidade e a história referida por familiar muito próximo à criança, o tempo entre o acidente e a procura por atendimento médico é grande e há discrepância das informações entre os parentes.

As manifestações clínicas mais frequentes ao exame físico:

- Equimoses como localização, padrão, presença de lesões múltiplas de diferentes aspectos e tempo, regressão das novas logo após a internação.
- Queimaduras em locais específicos.
- Fraturas múltiplas tipo metafisárias com distorção entre a história e a lesão.
- Fraturas bilaterais de costelas em crianças com menos de 2 anos.
- Identificação de várias fraturas de consolidações diferentes e locais diferentes.
- Alopecia traumática.
- Céfalo-hematoma por tração dos cabelos, levantando o couro cabeludo da calota craniana.
- Hematomas importantes em parede abdominal sem história de queda ou qualquer tipo de trauma.

Segundo o Estatuto da Criança e do Adolescente, título VII, capítulo II, artigo 245, "constitui infração deixar o médico, professor, ou responsável por estabelecimento de atenção à saúde e de ensino fundamental, pré-escolar ou creche, de comunicar à autoridade competente os casos de violência contra a criança ou adolescente".

BIBLIOGRAFIA

American College of Surgeons Committee on Trauma. *Advanced Trauma Life Support (ATLS) – Student Course Manual,* 9th ed. Chicago: American College of Surgeons, 2012.
Boulanger BR, McLellan BA. Blunt abdominal trauma. *Emerg Med Clin North Am* 1996;14:151.
Capraro AJ, Mooney D, Waltzman ML. The use of routine laboratory studies as screening tools in pediatric abdominal trauma. *Pediatr Emerg Care* 2006;22:480.

Dormans JP. Evaluation of children with suspected cervical spine injury. *J Bone Joint Surg Am* 2002;84-A:124.

DuBose J, Inaba K, Barmparas G et al. Bilateral internal iliac artery ligation as a damage control approach in massive retroperitoneal bleeding after pelvic fracture. *J Trauma* 2010;69:1507-14.

Gorenstein A, O'Halpin D, Wesson DE et al. Blunt injury to the pancreas in children: selective management based on ultrasound. *J Pediatr Surg* 1987;22:1110.

Greenes DS. Neurotrauma. In: Fleisher GR, Ludwig S (Eds). *Textbook of pediatric emergency medicine*, 6th edition. Philadelphia: Lippincott, Williams and Wilkins, 2010. p. 1422.

Holmes JF, Sokolove PE, Land C, Kuppermann N. Identification of intra-abdominal injuries in children hospitalized following blunt torso trauma. *Acad Emerg Med* 1999;6:799.

Holmes JH 4th, Wiebe DJ, Tataria M et al. The failure of nonoperative management in pediatric solid organ injury: a multi-institutional experience. *J Trauma* 2005;59:1309.

Jaffe D, Wesson D. Emergency management of blunt trauma in children. *N Engl J Med* 1991;324:1477.

Kerrey BT, Rogers AJ, Lee LK et al. A multicenter study of the risk of intra-abdominal injury in children after normal abdominal computed tomography scan results in the emergency department. *Ann Emerg Med* 2013;62:319.

Lloyd-Thomas AR. ABC of major trauma. Paediatric trauma: primary survey and resuscitation – I. *BMJ* 1990;301:334.

Nance ML, Holmes JH 4th, Wiebe DJ. Timeline to operative intervention for solid organ injuries in children. *J Trauma* 2006;61:1389.

Saladino RA, Lund DP. Abdominal trauma. In: Fleisher GR, Ludwig S, Henretig FM (Eds). *Textbook of pediatric emergency medicine*. Philadelphia: Lippincott Williams & Wilkins, 2006. p. 1453.

Santucci RA, Wessells H, Bartsch G et al. Evaluation and management of renal injuries: consensus statement of the renal trauma subcommittee. *BJU Int* 2004;93:937.

Shilyansky J, Sena LM, Kreller M et al. Nonoperative management of pancreatic injuries in children. *J Pediatr Surg* 1998;33:343.

Shweiki E, Klena J, Wood GC, Indeck M. Assessing the true risk of abdominal solid organ injury in hospitalized rib fracture patients. *J Trauma* 2001;50:684.

Smith SD, Nakayama DK, Gantt N et al. Pancreatic injuries in childhood due to blunt trauma. *J Pediatr Surg* 1988;23:610.

Stylianos S. Abdominal packing for severe hemorrhage. *J Pediatr Surg* 1998;33:339.

Stylianos S. Compliance with evidence-based guidelines in children with isolated spleen or liver injury: a prospective study. *J Pediatr Surg* 2002;37:453.

Tataria M, Nance ML, Holmes JH 4th et al. Pediatric blunt abdominal injury: age is irrelevant and delayed operation is not detrimental. *J Trauma* 2007;63:608.

Waltzman, ML, Mooney, DP. Major trauma. In: Fleisher GR, Ludwig S (Eds.). The textbook of pediatric emergency medicine, 6th ed. Philadelphia: Lippincott, Williams & Wilkins, 2010. p. 1244.

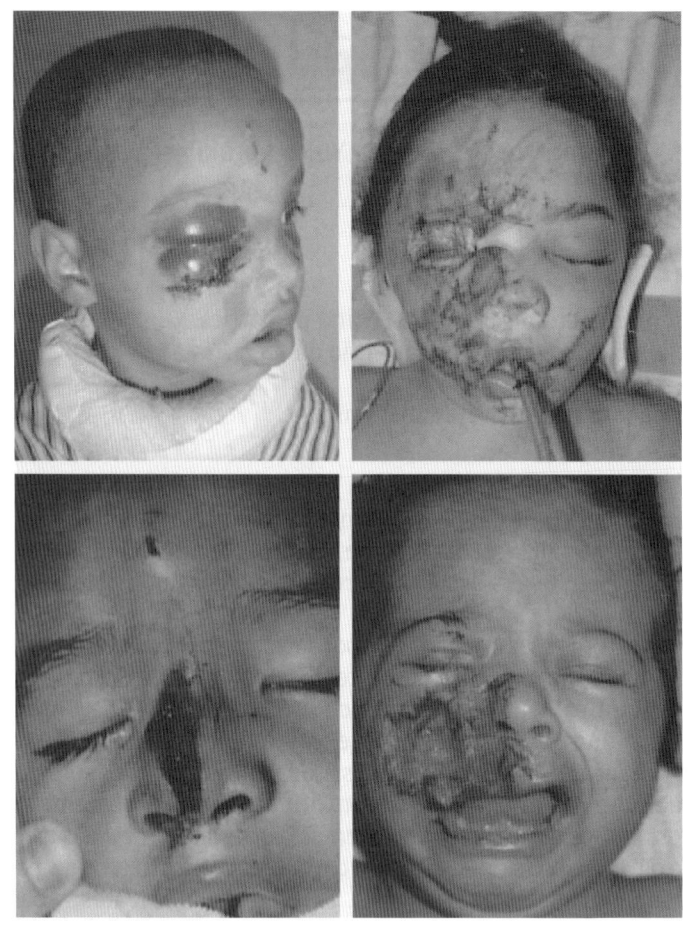

Fig. 13-1. Tipo de lesões em face (contusão, abrasão, cortante ou lacerante e avulsão, respectivamente da esquerda para a direita).

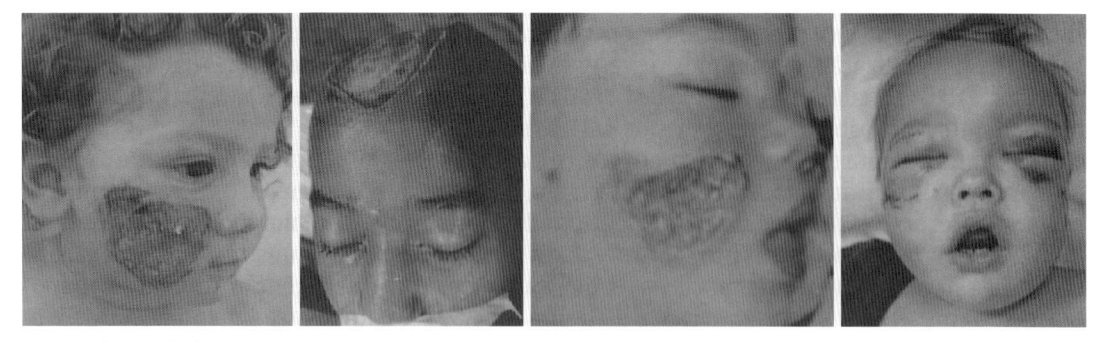

Fig. 13-2. Mordeduras animais.

AVALIAÇÃO DO PACIENTE

Avaliação Inicial

Na avaliação inicial do paciente traumatizado devem ser identificadas e tratadas as principais ameaças à vida, conforme as orientações do Suporte Avançado de Vida no Trauma (ATLS). Entretanto, a manutenção das vias aéreas, da respiração e da circulação (ABC do trauma) em crianças é mais crítica e dependente do tempo do que em adultos em decorrência da maior razão entre superfície e volume corporal, a maior taxa metabólica, a maior demanda de oxigênio do que em adultos. A diminuição no volume sanguíneo e maior débito cardíaco predispõem um risco aumentado de hipotermia, hipotensão e hipóxia.

Deve ser dada atenção especial à presença de dentes, coágulos, fraturas nasais com sangramento, fraturas da mandíbula e maxila que podem causar obstrução respiratória alta. A integridade da coluna cervical sempre deve ser avaliada.

A rica vascularização da região facial pode levar à significativa perda de sangue. Entretanto, o sangramento é uma causa incomum de choque hipovolêmico e geralmente pode e deve ser controlado por compressão local.

Avaliação Específica da Face

O exame deve ser realizado de forma padronizada e em sequência lógica e reprodutível. Os achados que sugerem a presença de lesões de partes moles e ósseas a serem pesquisados incluem:

- Assimetrias.
- Edema.
- Equimoses.
- Dor.
- Lesões com perda da integridade tegumentar.
- Crepitação.
- Paralisias decorrentes de lesões dos ramos do nervo facial ou dos pares cranianos relacionados com musculatura ocular intrínseca e extrínseca.
- Distúrbios visuais. Traumas na região dos olhos implicam em sistemática avaliação por oftalmologista, no intuito de diagnosticar lesões eventualmente despercebidas. O exame pelo oftalmologista deve ser realizado o quanto antes, pois o surgimento de edema palpebral pode inviabilizar esta avaliação.

TRATAMENTO

Cuidados Gerais

Em qualquer ferimento de partes moles as condutas básicas iniciais são comuns.

Limpeza dos ferimentos

A limpeza dos ferimentos deve ser realizada de imediato, mesmo que o tratamento cirúrgico não venha a ser conduzido em seguida. A limpeza mecânica dos ferimentos é o principal fator na diminuição dos índices de infecção local. Mais importante que a utilização de antissépticos tópicos é a limpeza mecânica da ferida, realizada através da lavagem da ferida com soro fisiológico em grandes quantidades e sob pressão, preferencialmente em jato. Partículas estranhas, como terra e fragmentos de vidro, devem ser cuidadosamente removidas sob pena de causarem reação tecidual e infecção. Partículas de asfalto e pigmentos também devem ser removidos por completo para evitar o efeito de tatuagem da pele.

Anestesia

Na maioria das circunstâncias, a limpeza mecânica pode ser realizada com maior tranquilidade e eficiência se o paciente estiver sob anestesia local ou geral.

O anestésico infiltrado no local deve conter vasoconstritor, considerando que a face é extremamente vascularizada. Se não for usado vasoconstritor, será mais difícil identificar a lesão em virtude do sangramento, além de haver maior velocidade de absorção do anestésico, com perda de seu efeito. Em situações em que possa haver dúvida quanto à perfusão de tecidos, como em avulsões, deve ser evitado o uso de vasoconstritores, pois este poderia dificultar a avaliação da viabilidade tecidual.

Medidas sistêmicas

Na presença de lesões grosseiramente contaminadas, está indicada antibioticoterapia, sendo usada, inicialmente, cefalosporina de primeira ou segunda geração. A administração de antibiótico de forma profilática está indicada em casos de pacientes imunodeprimidos, em fraturas abertas associadas, em feridas contaminadas com secreção oral e em feridas com fechamento tardio (Quadro 13-1).

Ressalta-se a importância da abordagem profilática do tétano. Pacientes com ferimentos extensos, com grandes áreas de tecido desvitalizado e grande contaminação, têm alto risco de tétano, particularmente dependendo de sua história vacinal (Quadro 13-2).

Quadro 13-1. Trauma de partes moles*

Tipo de lesão	Fatores de risco	Germes mais frequentes	Antibiótico	Comentários
Feridas puntiformes	–	S. aureus; Gram-negativos	Cefalexina	Ampliar orifício cutâneo da lesão
Feridas simples	–	S. aureus	–	–
Feridas simples	Regiões de alta colonização (axilas, virilhas, períneo)	S. aureus; Gram-negativos	Cefalotina / Cefazolina	Dose única
Feridas simples	Retardo no atendimento (> 6 horas)	S. aureus	Cefalexina	Terapêutica curta**
Feridas complexas	Tecido desvitalizado, corpos estranhos	S. aureus	Cefalotina / Cefazolina	Terapêutica curta;** desbridamento
Feridas por PAF	Projéteis de alta velocidade	S. aureus; Gram-negativos	Cefalotina / Cefazolina	Terapêutica curta;** desbridamento
Mordeduras de mamíferos	Lacerações extensas, lesões de mãos e de face	S. aureus; Pasteurella multocida; S. viridans; Bacteroides sp.	Amoxicilina/ clavulanato	Terapêutica curta;** desbridamento
Mordedura por cobras	–	Pseudomonas sp.; Clostridium sp.; S. epidermidis; enterobactérias	Ceftriaxona	Terapia primária antiofídica
Mordedura humana	–	S. viridans; S. epidermidis; S. aureus; Bacteroides sp.	Amoxicilina/ clavulanato / Sulbactam/ ampicilina	Terapêutica curta;** desbridamento

*Profilaxia antitetânica indicada em todos os casos.
**3 a 5 dias.
Fonte: Programa de Atualização em uso de Antibióticos em Cirurgia – Antibioticoterapia no Trauma. Colégio Brasileiro de Cirurgiões – Ano I, n. 1, v. 1, ed. Diagraphic, Rio de Janeiro, 2002.

Quadro 13-2. Esquema de condutas profiláticas de acordo com o tipo de ferimento e história vacinal

História de vacinação prévia contra tétano	Ferimento com risco mínimo de tétano		Ferimento com alto risco de tétano		Outras condutas para o ferimento
	Vacina*	SAT/Ighat**	Vacina*	SAT/Ighat**	
Desconhece ou menos de 3 doses	Sim	Não	Sim	Sim	Limpeza e desinfecção; lavar com soro fisiológico e substância oxidante; fazer desbridamento quando houver indicação
3 doses ou mais e a última dose há menos de 5 anos	Não	Não	Não	Não	
3 doses ou mais e a última há mais de 5 anos e menos de 10	Não	Não	Sim	Não	
3 doses ou mais e a última há mais de 10 anos	Sim	Não	Sim	Sim	

*Para crianças com menos de 7 anos: vacina tríplice bacteriana (DTP) ou tetra (DTP + HIB) ou dupla adulto (DT). Para crianças com 7 anos ou mais: vacina dupla adulto (DT) ou toxoide tetânica (TT).
**SAT – 5.000 UI, via IM (após realização do teste cutâneo de sensibilidade, com resultado negativo), Ighat – 250 UI, via IM, em região diferente em que foi aplicado o toxoide tetânico.
Fonte: Doenças Infecciosas e Parasitárias: guia de bolso/Ministério da Saúde, Secretaria de Vigilância em Saúde. 6. ed. rev. – Brasília: Ministério da Saúde, 2005.

Desbridamento

Tecidos gravemente lacerados ou desvitalizados devem ser desbridados. No entanto, na face, este desbridamento deve ser o mais econômico possível. Se houver dúvida quanto à viabilidade de algum tecido, é preferível observar e reabordar a ferida em 1 ou 2 dias. O intuito deste desbridamento é, unicamente, evitar que permaneçam tecidos desvitalizados que possam aumentar a chance de infecção.

Tratamento de abrasões superficiais

O tratamento na face, de preferência, deve ser realizado por exposição.

Nestes casos deve-se prover à área sem epitélio um meio úmido e limpo para permitir a epitelização. Isto é conseguido com limpeza frequente e uso de óleo, gel ou coloide com ou sem antimicrobiano.

Síntese dos ferimentos

O limite habitual de 6 a 24 horas após o trauma para realização de fechamento primário não se aplica às lesões na face, dado que esta é extremamente vascularizada. Se não for possível o tratamento definitivo nas primeiras horas, as lesões de face devem ser lavadas e mantidas sob oclusão por curativos ou suturas provisórias até o momento do procedimento final.

A reparação deve interessar todos os planos envolvidos no ferimento. Devem ser usados fios inabsorvíveis ou com baixa reação tecidual. Para a síntese de pele devem ser usados pontos separados de fio inabsorvível como o náilon 5-0 ou 6-0 (Fig. 13-3). Para mucosa oral ou nasal são usados fios absorvíveis como *catgut*. Os pontos devem ser tão próximos da incisão quanto possível e devem ser retirados precocemente, entre o 5° e 7° dia após o procedimento. Em crianças, pode ser usado fio de absorção ultrarrápida para se evitar o desconforto da retirada dos pontos (p. ex., *vicryl rapid*®).

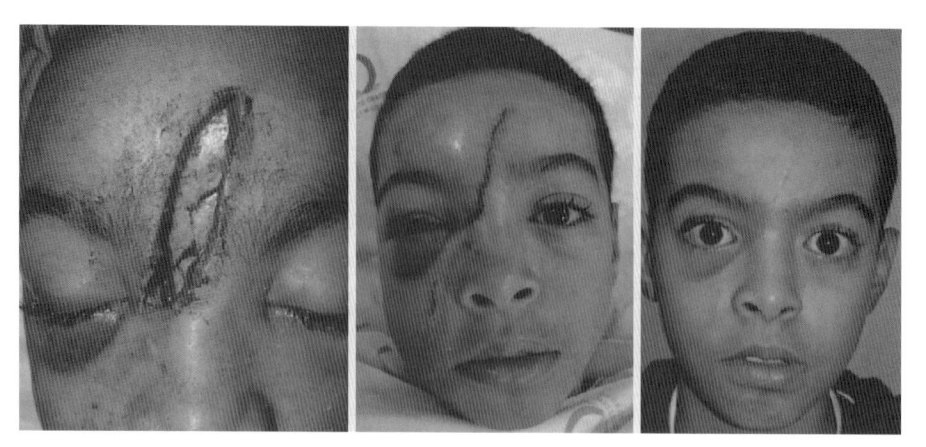

Fig. 13-3. Ferimento corto-contuso frontal. Aspectos imediato e tardio após síntese por planos.

Tratamento de Lesões Específicas

Ferimentos em determinadas situações ou regiões específicas no segmento cefálico merecem considerações especiais, como as que se seguem nos tópicos abaixo.

Ferimentos do couro cabeludo

O couro cabeludo tem três características notórias: sua rica vascularização, sua inextensibilidade e a sua tendência a ser avulsionado. Quanto à irrigação, há diversos pedículos calibrosos (vasos temporais, orbitários, supratrocleares e occipitais) conectados por uma grande rede anastomótica, permitindo perfusão adequada mesmo que a maior parte dos pedículos seja seccionada. Por outro lado, sua inextensibilidade faz com que lesões com algum grau de perda tecidual não possam ser fechadas primariamente.

O objetivo primário na reparação de lesões do couro cabeludo é proteger a calota craniana, se possível com o próprio escalpe, de forma a não se ter áreas de alopecia. Os ferimentos sem perda de substância podem ser corrigidos através da sutura primária das lesões. Se há perda de substância e o periósteo está integro, este deve ser coberto por retalhos locais ou por enxerto de pele. No entanto, se não houver integridade periostal, a calota craniana deve ser coberta por retalho bem vascularizado, seja este de couro cabeludo ou de outras regiões. Podem, também, ser empregados retalhos regionais ou retalhos microcirúrgicos. O couro cabeludo bem conservado pode ser reimplantado mesmo após várias horas de isquemia.

Ferimentos orbitopalpebrais

O objetivo primordial nas reparações da região orbitopalpebral é a manutenção da integridade da visão e a proteção do globo ocular. Em condições fisiológicas, o globo fica sempre recoberto pela pálpebra ou por uma camada de lágrima distribuída no ato de piscar. Se há comprometimento da integridade da pálpebra ou das estruturas envolvidas no arco reflexo do piscar, a instituição de medidas provisórias para evitar a exposição e dessecamento da córnea deve ser considerada uma emergência. Pomadas oftálmicas ou gel de ácido poliacrílico podem ser usados para formar uma camada que evite o dessecamento. Outra medida pode ser o auxílio à oclusão palpebral através de suturas palpebrais (blefarorrafias) ou de curativos oclusivos. Deve ser tomado extremo cuidado em se retirar quaisquer corpos estranhos que estejam em contato com o globo. Da mesma forma, deve-se evitar que fios de sutura ou material de curativo usados no atendimento fiquem em contato com a córnea.

A partir deste momento o oftalmologista e o cirurgião plástico devem ser consultados para dar seguimento ao tratamento.

É importante ter em mente que ferimentos com perda de espessura total de até 1/4 da pálpebra inferior são passíveis de fechamento primário (Fig. 13-4).

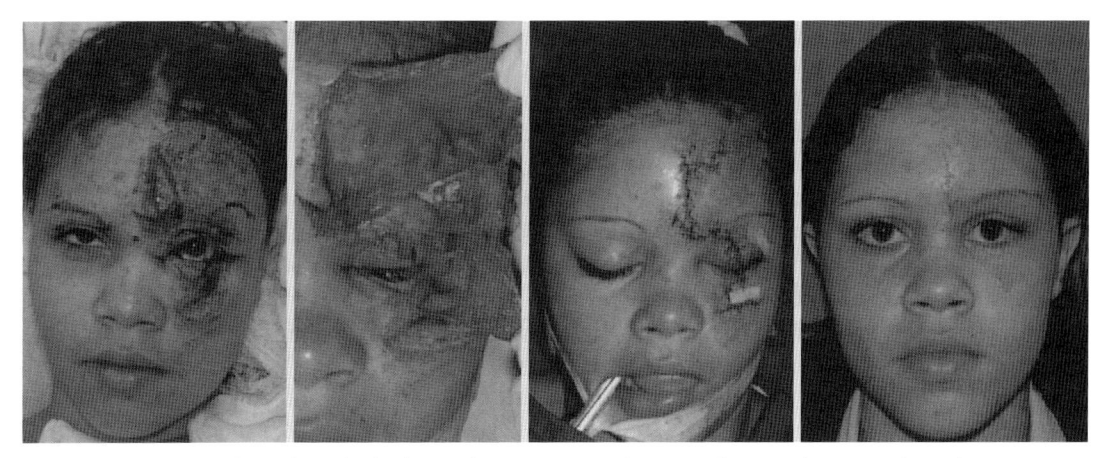

Fig. 13-4. Ferimento frontal e palpebral complexo. Aspecto pós-operatório imediato e tardio após reposicionamento das estruturas e suturas.

Descontinuides nas sobrancelhas são esteticamente muito incômodas e devem ser evitadas. No atendimento inicial, devemos atentar para o melhor alinhamento possível na sutura de lesões que cruzam a sobrancelha. Recomenda-se não realizar tricotomia da região para as suturas dos ferimentos.

Ferimentos nasais

Para que sejam evitadas complicações estéticas e funcionais do nariz, é necessário um reparo cuidadoso e simultâneo de todos os componentes afetados, ou seja, o revestimento cutâneo, o arcabouço osteocartilaginoso e o revestimento mucoso.

Ferimentos da mucosa nasal devem ser suturados com fios absorvíveis. O tratamento tem como objetivo evitar sinéquias ou bridas cicatriciais que interfiram na fisiologia respiratória. Recomenda-se tamponamento nasal após o tratamento das lesões intranasais, com o objetivo de hemostasia e posicionamento adequado das estruturas lesionadas.

Para ferimentos que acometem o tecido cartilaginoso ou o nariz em espessura total, deve-se posicionar cuidadosamente as estruturas e realizar sutura por planos.

Se há perda tecidual ou ferimentos complexos pode ser necessário o uso de enxertos ou retalhos. Neste caso, o paciente deve ser tratado por especialista.

Ferimentos auriculares

O pavilhão auricular é uma estrutura bastante suscetível a traumatismos, por sua localização e pela fragilidade das estruturas que o compõem. Basicamente, a orelha é formada por um esqueleto cartilaginoso recoberto por pele delgada. Cuidado especial deve ser tomado com a limpeza mecânica, emprego de antibioticoterapia sistêmica e cobertura da cartilagem com tecidos bem vascularizados. A cartilagem auricular pode ser sítio de condrite, patologia deformante, de caráter subagudo e de difícil controle.

Se o ferimento envolve apenas pele, e não há grande laceração, pode ser empregada sutura primária, após a limpeza mecânica. Em casos de abrasões extensas ou queimaduras, deve ser empregado um antimicrobiano tópico com boa penetração em tecido cartilaginoso, como o acetato de mafenide.

Se houver exposição de cartilagem, esta deve ser recoberta por tecido bem vascularizado, seja da própria orelha, seja de tecidos vizinhos.

Ferimentos labiais

Do ponto de vista funcional, a reconstrução da cinta muscular do músculo orbicular é de extrema importância para a manutenção da continência oral. Esteticamente, o que mais merece atenção no reparo de lesões labiais é a transição entre o vermelhão e a pele adjacente. Para que estes objetivos

14 Insuficiência Respiratória por Doenças de Tratamento Cirúrgico

Maurício Macedo

OBJETIVO

Familiarizar o profissional de saúde com as patologias da infância cujo tratamento é potencialmente cirúrgico e que podem cursar com quadro de insuficiência respiratória (IR) e, adicionalmente, que medidas podem ser tomadas no atendimento inicial.

INTRODUÇÃO

O desconforto e a insuficiência respiratória, ocorrência frequente nas salas de emergência, se constitui na principal causa de parada cardiorrespiratória em crianças, tanto em ambiente pré-hospitalar quanto hospitalar. De tal forma, o reconhecimento e o tratamento precoces implicam em maior chance de sobrevivência.

A criança é particularmente suscetível a desenvolver problemas respiratórios decorrentes de particularidades fisiológicas e anatômicas. Entre elas destacam-se: respiração nasal, maior volume da língua, epiglote mais flácida e estreita, formato cônico da laringe, menor diâmetro da árvore traqueobrônquica, conformação e complacência da caixa torácica e menor mobilidade diafragmática.

CAUSAS

Existe grande variedade de patologias que causam insuficiência respiratória (IR) e podemos agrupá-las em quatro grupos: vias aéreas, pulmão, cavidade pleural e mediastino. No Quadro 14-1 encontram-se enumeradas as mais frequentes.

Quadro 14-1. Patologias que causam insuficiência respiratória

Vias aéreas	Pulmão

- Atresia de coanas
- Síndrome de Pierre Robin
- Macroglossia
- Tumores de rinofaringe
- Tumores de orofaringe
- Tumores cervicais
  - Teratomas
  - Higromas
- Laringomalacia
- Traqueomalacia
- Laringotraqueomalacia
- Estenose de traqueia
  - Congênitas
  - Adquiridas
- *Cleft* laringotraqueoesofágico
- Atresia de esôfago
- Fístula traqueoesofágica
- Abscesso retrofaríngeo
- Atresia de traqueia
- Anéis vasculares
	- Enfisema lobar congênito
	- Malformação adenomatoide cística
	- Sequestro pulmonar
	- Cisto de pulmão

	Cavidade pleural
	- Empiema - Pneumotórax - Derrame bilateral – hidropisia fetal - Hérnia diafragmática - Hemotórax - Paralisia diafragmática
	Mediastino
	- Cisto broncogênico - Duplicação de esôfago - Tumores benignos e malignos

QUADRO CLÍNICO

A IR na criança pode ser de instalação abrupta ou pode ocorrer insidiosamente, com uma deterioração gradual e progressiva da função respiratória. O quadro se caracteriza por frequência respiratória elevada, aumento do esforço respiratório, batimento de asa de nariz, tiragem intercostal, supraesternal e subcostal. Nas obstruções de vias aéreas pode ocorrer estridor inspiratório e ou expiratório. Alterações da expansibilidade pulmonar podem ocorrer em casos de derrame pleural ou pneumotórax.

Adicionalmente, o exame físico pode demonstrar particularidades que permitem estabelecer o diagnóstico e o tratamento a ser instituído.

DIAGNÓSTICO

Em virtude da grande variedade de patologias, a IR pode ocorrer nas mais variadas idades, desde o nascimento até a puberdade. Alguns diagnósticos são estabelecidos quando da realização de exames ultrassonográficos de rotina no pré-natal. Podemos citar a macroglossia, tumores de cabeça e pescoço, hérnia diafragmática, hidropisia fetal, cisto de mediastino etc. Tal fato possibilita uma abordagem adequada logo ao nascimento ou mesmo durante o parto.

Em outras situações o diagnóstico é estabelecido por história, exame físico e com o auxílio de exames subsidiários, sendo que os mais comumente empregados são os endoscópicos e os exames de imagem.

O exame físico permite o diagnóstico de tumores de cabeça e pescoço, macroglossia, síndrome de Pierre Robin.

A laringotraqueobroncoscopia é mais comumente empregada na suspeita de obstrução de vias aéreas e permite o diagnóstico de malacias, estenoses, tumores, *clefts* e fístulas.

Os exames de imagem mais empregados são a radiografia simples de tórax isoladamente ou então complementada com a ultrassonografia, a tomografia computadorizada e, mais raramente, a ressonância nuclear magnética. Os exames de imagem são mais utilizados em patologias do pulmão e mediastino.

TRATAMENTO

O tratamento inicial da IR envolve medidas gerais e específicas.

A abordagem inicial tem como objetivo restaurar a oxigenação e a ventilação adequadas. Isso significa aumentar a oferta de oxigênio e estabelecer a permeabilização das vias aéreas. A oferta de oxigênio pode ser feita através de cateter e cânula nasal, máscaras, tendas e incubadoras. A desobstrução de vias aéreas é obtida, em ordem crescente de complexidade, através de aspiração de secreções, medidas posturais, colocação de cânula de Guedel, máscara laríngea, intubação oro ou nasotraqueal, cricotireoidostomia e, eventualmente, traqueostomia. Além das vias aéreas, devem-se checar as condições de expansibilidade pulmonar através do exame físico e de radiografia de tórax. Em caso de pneumotórax e derrames extensos, deve ser realizada a drenagem torácica. A descompressão do trato digestório deve ser realizada em casos de distensão gástrica, muitas vezes relacionada com manobras de reanimação e, obrigatoriamente, nos casos suspeitos de hérnia diafragmática.

As medidas específicas vão depender do diagnóstico e serão realizadas em centro de referência.

Distúrbios Respiratórios Congênitos

A incidência de doenças congênitas do trato respiratório é baixa e os seus efeitos são particularmente vistos durante o primeiro ano de vida. Doenças congênitas podem ser subdivididas em anomalias do tórax, especificamente do diafragma (hérnia do diafragma e eventrações), pulmão (sequestro pulmonar, malformação adenomatoide cística, cisto broncogênico, cisto enterógeno, enfisema lobar congênito) (Figs. 14-1 e 14-2), vasculares (artérias aberrantes, duplo arco da aorta), das vias aéreas (anéis traqueais, traqueomalacia, atresia traqueal) e da laringe e da cavidade oral. Investigação e tratamento destas doenças são, normalmente, organizados em centros especializados.

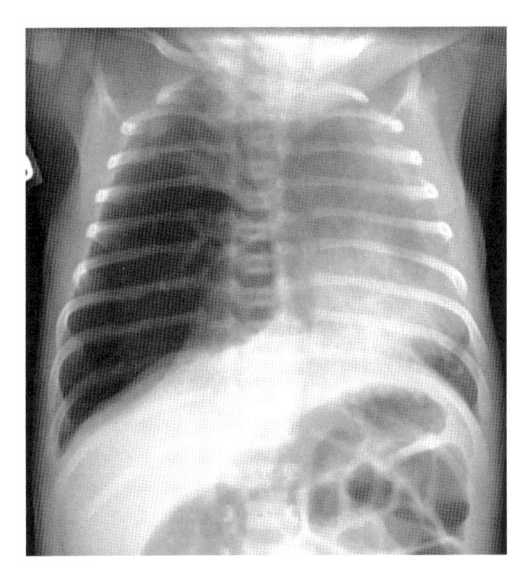

Fig. 14-1. Enfisema lobar congênito. Notar hiperinsuflação do pulmão à direita, que muitas vezes se confunde com pneumotórax.

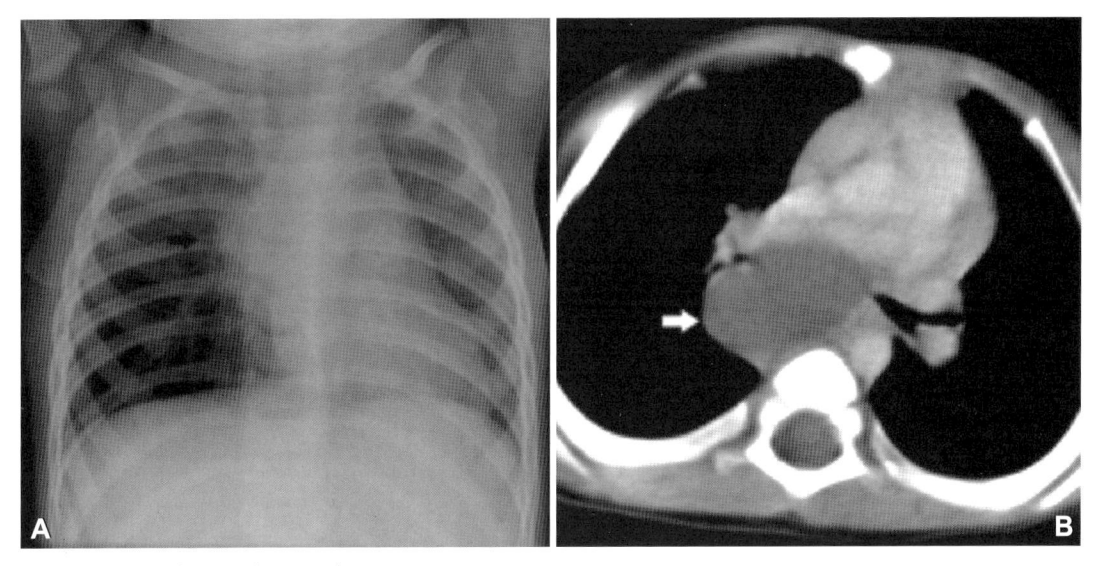

Fig. 14-2. (**A** e **B**) Cisto do enterógeno.

Pneumotórax Espontâneo

O pneumotórax espontâneo é uma doença que pode acometer adolescentes, mas também já foi descrita em crianças em idade escolar. Ocorre, mais frequentemente, em meninos esguios. O pneumotórax espontâneo primário (PEP), que é definido como um pneumotórax sem doença pulmonar subjacente, geralmente é causado por ruptura de bolhas subpleurais. Segundo algumas estatísticas, ocorrem mais frequentemente durante mudanças de tempo ou episódios de estresse emocional.

PEP geralmente ocorre em repouso e se apresenta com início agudo de dor torácica pleurítica local, acompanhado por falta de ar. Esta dor pode ser leve ou grave, aguda e mantida, que geralmente se resolve dentro de 24 horas, embora pneumotórax ainda exista. Ao exame físico, encontramos diminuição do murmúrio vesicular na ausculta, diminuição do movimento da parede torácica, hiper-ressonância (tímpano) na percussão, são mais frequentemente detectados em pacientes com grande pneumotórax (ar livre ocupa mais de 15 a 20% de área hemitórax). Uma taquicardia reflexa pode ser encontrada na maioria dos pacientes em resposta a um desconforto. O pneumotórax hipertensivo deve ser suspeitado se houver taquicardia grave, sudorese fria, hipotensão ou cianose.

A maioria dos casos de PEP é confirmada por radiografia de tórax em pé.

A tomografia computadorizada (TC) do tórax pode ser utilizada para detectar pacientes com pequenos pneumotórax (área menor do que 15% de hemitórax). Além disso, a TC pode fornecer informações mais detalhadas para auxiliar na conduta subsequente e identificar a presença das bolhas subpleurais.

As opções terapêuticas incluem repouso no leito, suplementação de oxigênio, drenagem torácica e intervenções toracoscópicas e cirúrgicas. Um pneumotórax pequeno (< 15%) em um paciente oligossintomático pode ser tratado apenas com oxigênio suplementar e aguardar a absorção espontânea do ar intracavitário.

O risco de recorrência é estimado em 20 a 50%.

Em pacientes com pneumotórax maiores, ataques recorrentes ou um volume maior de ar pleural (> 30%), as terapias mais agressivas, como aspiração por punção, drenagem torácica ou cirurgia devem ser consideradas.

A drenagem torácica com dreno tubular pode ser eficaz em cerca de 85 a 90% dos pacientes no primeiro episódio de PEP. No entanto, a probabilidade de PEP recorrente pode ser aumentada até 50% após a primeira repetição, e 85% após a segunda recorrência. Uma revisão recente da literatura não encontrou nenhuma diferença significativa entre a aspiração simples e drenagem intercostal no que diz respeito ao índice de sucesso imediato, índice de falha precoce, duração da hospitalização, índice de sucesso de um ano, e o número de pacientes que necessitam de pleurodese em 1 ano. Os pacientes submetidos à aspiração por punção não necessitam de hospitalização em comparação com os que realizam drenagem intercostal.

Uma complicação possível se houver drenagem com expansão muito rápida no pulmão por pressão negativa é o edema pulmonar.

A pleurodese com talco em combinação com ressecção de bolhas por toracoscopia videoassistida (VATS) é indicada para pacientes com PEP recidivado.

BIBLIOGRAFIA

American Heart Association. Pediatric Advanced Life Support (PALS). Provider Manual, 2006.

Levy RJ, Helfaer MA. Pediatric airway issues. *Critical Care Clin* 2000;16:489-504.

Matsuno AK. Insuficiência respiratória aguda na criança. *Medicina* 2012;45(2):168-84.

Piva JP, Garcia PCR, Santana JCB, Barreto SSM. Insuficiência respiratória na criança. *J Pediatr* (Rio de Janeiro) 1998;74(Supl 1):S99-S112.

Santillanes G, Gausche-Hill M. Pediatric airway management. *Emerg Med Clin North Am* 2008;26:961-75.

Wakai A, O'Sullivan RG, McCabe G. Simple aspiration versus intercostal tube drainage for primary spontaneous pneumothorax in adults. *Cochrane Database Syst Rev* 2007;(1):CD004479.

15 Derrame e Empiema Pleural

Sauro Bagnaresi Júnior

INTRODUÇÃO

Derrame é a presença anômala de líquidos (sangue, bile etc.) em cavidades do corpo humano.

Derrame pleural é aquele que ocorre na cavidade pleural e decorre de processos inflamatórios, infecciosos, neoplásicos ou traumáticos que interessam as pleuras.

Empiema é o acúmulo de pus numa cavidade qualquer do organismo.

Empiema pleural é o depósito de pus na cavidade pleural; é sinônimo de piotórax.

Em Pediatria, o empiema pleural raramente é primário.

Costuma ser secundário a:

1. Continuidade anatômica de processos inflamatórios vizinhos, através de ductos linfáticos, como em pneumonias, abscessos subfrênicos, osteomielites vertebrais ou costais etc.
2. Contaminação direta da cavidade pleural por traumas da parede torácica ou da pleura visceral.
3. Contaminação hematogênica por septicemia ou êmbolos micóticos.

A cavidade pleural é um espaço virtual onde a pleura visceral desliza sobre a pleura parietal a cada movimento respiratório, separadas e lubrificadas por um "filme" líquido. Quaisquer coleções neste espaço, sólidas, líquidas ou gasosas, são anormais e devem ser tratadas.

Estudaremos as coleções líquidas anômalas das pleuras: os derrames pleurais, com destaque para as coleções purulentas pleurais: os empiemas pleurais.

EPIDEMIOLOGIA

O derrame parapneumônico é uma complicação em 28 a 53% dos casos de pneumonias em pacientes pediátricos, sendo de 0,6 a 2% em pneumonias tratadas ambulatorialmente e de 40% em pneumonias de crianças hospitalizadas.

A incidência do empiema pleural em crianças dobrou na última década, passando de 3,5 por 100.000 habitantes, no período de 1996 a 1998, para 7 por 100.000 habitantes no período de 2005 a 2007.

Os pacientes com idade entre 2 a 4 anos tiveram essa incidência triplicada nesses mesmos períodos, passando de 3,7 por 100.000 habitantes para 10,3 por 100.000 habitantes.

A mortalidade de crianças portadoras de derrames pleurais varia de 1 a 4%, conforme as diversas estatísticas mundiais.

CLASSIFICAÇÃO

Os derrames pleurais líquidos são classificados como:

1. **Hidrotórax:** quando o líquido acumulado é semelhante ao líquido pleural normal: amarelo citrino, transparente e fluido.
2. **Quilotórax:** acúmulo de linfa, que é fluida no jejum e leitosa durante a alimentação.
3. **Hemotórax:** presença de sangue.
4. **Piotórax ou empiema pleural:** acúmulo de pus.

ETIOLOGIA

A incidência das bactérias associadas aos derrames pleurais secundários a pneumonias tem íntima relação com os antibióticos escolhidos na terapêutica.

O *Streptococcus pneumoniae* é a bactéria mais frequente (64,5%).

O exame físico demonstra macicez à percussão torácica e diminuição do murmúrio vesicular homolateral à ausculta. Secundariamente, pode surgir um íleo adinâmico e anorexia.

DIAGNÓSTICO

A confirmação diagnóstica é feita pelas radiografias simples de tórax (frente e perfil). Se forem bem feitas, sua interpretação é suficiente, dispensando-se, inicialmente, a radiografia em decúbito lateral de Laurel, a ultrassonografia ou outros exames mais sofisticados de imagem. A maioria dos autores estabelece como patológica a constatação de mais de 1 cm de líquido na radiografia de tórax em decúbito lateral, daí o hábito de fazê-la; assim como se medir o volume do derrame pela ultrassonografia. Numa primeira abordagem, consideramos serem complicadores que tomarão tempo e recurso desnecessariamente. Deixaremos esses exames para mais tarde se a evolução for desfavorável.

A constatação diagnóstica sugere a realização de uma toracocentese, a não ser em derrames muito pequenos, associados a pneumonias em início de tratamento. A punção se realiza no 5º ou 6º espaço intercostal, na linha axilar anterior, após infiltração com lidocaína, usando-se um cateter venoso plástico calibroso (nº 16), apoiado na borda superior da costela inferior, em aspiração contínua.

A obtenção de pus na toracocentese indica a realização de pleurostomia.

Caso o aspecto do líquido retirado deixe dúvidas, o mesmo pode ser encaminhado para análise citológica ou para confirmar se é um transudato ou um exsudato.

Como a caixa torácica das crianças é bastante elástica, a interpretação racional das radiografias de tórax permite, em geral, o estabelecimento da conduta. A pergunta-chave é a seguinte: Considerando o hemotórax afetado: observamos aumento ou perda de volume? Isso é analisado pelo deslocamento da traqueia e do mediastino, pela altura das cúpulas diafragmáticas e pela comparação dos espaços intercostais dos dois lados. A segunda pergunta é: o aumento ou perda de volume é a custa de gases, líquidos ou sólidos? Na enorme maioria das vezes, essas duas perguntas, respondidas de maneira racional, com exames bem-feitos, permitem a confirmação diagnóstica de um derrame pleural. A conclusão de um aumento de volume do hemitórax afetado à custa de líquido sela o diagnóstico.

TRATAMENTO

Existem poucos estudos prospectivos randomizados com boa metodologia, resultando em dados heterogêneos sobre esse assunto na literatura.

As possibilidades atuais de pleurostomia são várias:

1. Não drenar.
2. Toracocentese terapêutica.
3. Toracostomia com dreno tubular em selo d'água.
4. Fibrinolíticos.
5. Toracoscopia videoassistida.
6. Toracotomia higiênica.

Podemos classificar os doentes em grupos de risco:

1. **Grupo 1 ou risco muito baixo:** derrame pequeno, com menos de 1 cm de espessura da parede.
2. **Grupo 2 ou risco baixo:** derrame: maior ou igual a 1 cm, com menos da metade do hemitórax comprometido e fluxo livre, com bacterioscópico e cultura negativos do líquido pleural, independentemente do uso prévio de antibióticos.
3. **Grupo 3 ou risco moderado:** derrame grande, ocupando mais da metade ou todo o hemitórax, derrame septado, pleura espessada, cultura positiva para Gram-positivos e pH abaixo de 7,2.
4. **Grupo 4 ou risco alto:** o líquido pleural é purulento.

Pacientes dos grupos 1 e 2, de evolução arrastada, sugestivos de derrame parapneumônico, podem não precisar de drenagem (evidência de nível D).

Pacientes dos grupos 3 e 4 com derrames parapneumônicos têm recomendação de pleurostomia, a partir de dados de mortalidade e da necessidade de uma segunda intervenção (evidência de nível C).

Baseados em dados compilados de mortalidade e da necessidade de uma segunda intervenção, a toracocentese terapêutica ou a toracostomia com dreno tubular isoladas parecem ser um tratamento insuficiente para pacientes dos grupos 3 ou 4 com derrames pleurais parapneumônicos (evidência de nível C). Entretanto, reconhece-se que no paciente, individualmente, a toracocentese terapêutica e a pleurostomia por dreno tubular podem ser etapas de resolução de um derrame pleural, que costuma ser definitiva (evidência de nível D). A avaliação entre os dois procedimentos pode durar várias horas, até dias, conforme o caso.

Os fibrinolíticos, a videotoracoscopia e a toracotomia são aceitáveis para se tratar de derrames metapneumônicos de pacientes dos grupos 3 e 4, já que seu uso se associa a uma mortalidade menor e menor necessidade de um segundo procedimento (evidência de nível C).

A drenagem torácica com dreno tubular deve ser feita assim que o diagnóstico de empiema pleural é estabelecido, para prevenir a formação de derrames septados.

A posição do dreno depende da localização do derrame pleural. Usamos drenos tubulares mais calibrosos (20 a 32 F), multifenestrados, porque são menos sujeitos a entupimento, sob selo d'água. Sua introdução pode ser feita por punção e dilatação, mediante *kits* apropriados (drenos com guias metálicos) ou por incisão clássica.

Preferimos os drenos siliconados tipo Blake, acoplados a uma pera para produzir pressão negativa; infelizmente eles ainda não são comuns na maioria dos ambientes hospitalares do Brasil.

Os drenos menores tipo "rabo de porco" (*pigtails* 8 a 14 F) podem ser colocados, dirigidos pelo ultrassom ou pela tomografia computadorizada. Eles estão mais bem indicados em coleções pequenas, multiloculadas, de acesso difícil ou com líquido fluido. As taxas de sucesso desses cateteres (72 a 82%) depende da seleção do paciente, experiência do cirurgião e estágio do derrame pleural. As maiores vantagens desses cateteres são a melhor tolerância pelo doente e a baixíssima taxa de complicações.

A drenagem torácica será mantida conforme a melhora clínica e radiológica.

O dreno poderá ser retirado quando o débito for menor de 100 mL em 24 horas, mas a indicação mais importante para sua retirada é a expansão do pulmão afetado, verificada pelo controle radiológico.

Se o pulmão estiver bem expandido e não houver antecedente de saída de ar pela drenagem, o dreno poderá ser sacado diretamente, sem necessidade de pinçamento prévio.

Se o paciente não apresentar melhora clínica e radiológica, mantendo o débito de drenagem e não melhorando a expansão pulmonar, deve-se realizar uma ultrassonografia ou tomografia computadorizada do tórax, para se identificar possíveis septações do derrame e se confirmar a adequada localização do dreno (Fig. 15-1).

A manutenção de líquido pleural não drenado pode responder à aplicação de trombolíticos intrapleurais ou a uma redrenagem do tórax.

Os agentes trombolíticos intrapleurais têm sido usados desde 1970, com taxas de sucesso de 70 a 90% em derrames parapneumônicos iniciais. A estreptoquinase pode ser usada na dose de 250.000 UI em 100 mL de soro fisiológico 1 ou 2 vezes ao dia. A uroquinase também é eficaz.

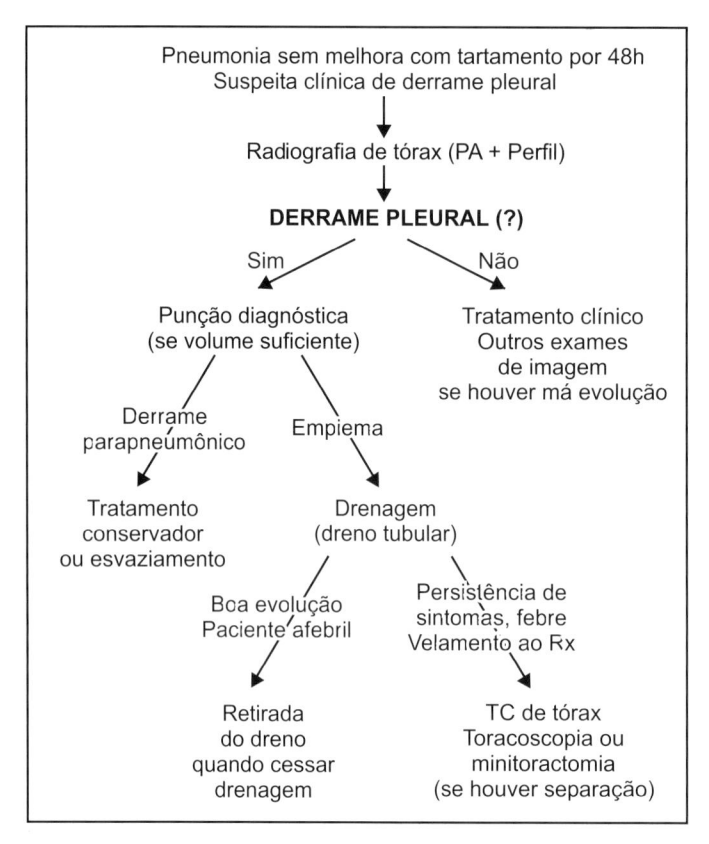

```
Pneumonia sem melhora com tratamento por 48h
Suspeita clínica de derrame pleural
                │
                ▼
     Radiografia de tórax (PA + Perfil)
                │
                ▼
         DERRAME PLEURAL (?)
          ╱              ╲
       Sim                Não
        ▼                  ▼
  Punção diagnóstica    Tratamento clínico
  (se volume suficiente) Outros exames
                         de imagem
                         se houver má evolução
     ╱        ╲
  Derrame    Empiema
  parapneumônico  ▼
     ▼         Drenagem
  Tratamento  (dreno tubular)
  conservador    ╱       ╲
  ou esvaziamento Boa evolução  Persistência de
              Paciente afebril  sintomas, febre
                    ▼           Velamento ao Rx
                 Retirada              ▼
                 do dreno           TC de tórax
                 quando cessar      Toracoscopia ou
                 drenagem           minitoractomia
                                    (se houver separação)
```

Fig. 15-1. Algoritmo de conduta sugerido para o derrame pleural em crianças.

BIBLIOGRAFIA

Campos Jr., Burns DAR, Lopez FA. *Tratado de pediatria*. Barueri: Manole, 2007. Cap. 6. p. 1881-90.

Cury EK. *Manual de cirurgia pediátrica*. São Paulo: Sarvier, 2006. Cap. 3.5. p. 127-34.

Holcomb 3rd, GW, Murphy JP, Ostlie DJ. *Ashcraft's pediatric surgery*. Philadelphia: Elsevier, 2014. Cap. 23. p. 302-14.

Islam S, Calkins CM, Goldin AB *et al*. The diagnosis and management of empyema in children: a comprehensive review from the APSA Outcomes and Clinical Trials Committee. *J Pediatr Surg* 2012 Nov.;47(11):2101-10.

Martins JLL. *Cirurgia pediátrica*. Barueri: Manole, 2007. Cap. 9. p. 65-71.

Segerer FJ, Seeger K, Maier A *et al*. Therapy of 645 children with parapneumonic effusion and empyema-A German nationwide surveillance study. *Pediatr Pulmonol* 2016 Sept. 20.

Vilarrodona HO, Reynoso MC, Maksoud JG. *Cirurgia pediátrica*. Rio de Janeiro: Revinter, 1998. Cap. 44. p. 583-91.

16 Avaliação e Manejo da Obstrução Respiratória Aguda em Crianças

Heitor Corrêa Barbin ▪ Durval Pessotti Júnior ▪ Sérgio Hitoshi Tajima

INTRODUÇÃO

O objetivo deste texto é contribuir com informações que auxiliem no atendimento básico e a tomada de decisões. Foram enfocadas, de forma, prática rotinas que se fazem presentes nas unidades de atendimento infantil. São impressões redigidas a partir de revisões sistemáticas e metanálises somadas à *expertise* clínica. Buscam esclarecer aspectos da doença, utilização de métodos para o diagnóstico e, se possível, sugerir condutas.

O distúrbio respiratório agudo representa causa frequente de atendimento nos serviços de emergência. Estima-se que sejam responsáveis por cerca de 10% dos atendimentos de urgência e 20% das internações em pediatria. Cerca de 2/3 dos casos acometem crianças no primeiro ano de vida; destes, metade no período neonatal. Particularmente nos recém-nascidos e lactentes o diagnóstico precoce é fundamental, pois o quadro ventilatório pode evoluir e descompensar rapidamente. Quanto mais cedo forem identificados seus sinais e iniciado tratamento, melhores serão o prognóstico e as chances de sobrevivência.

ETIOPATOGÊNIA

Fatores próprios da infância como as pequenas dimensões da via aérea e as altas demandas metabólicas poderiam por si só justificar tão rápida evolução. No entanto, podemos citar como fatores predisponentes de hipoxemia a pequena capacidade residual funcional e a menor reserva respiratória das crianças quando comparadas aos adultos.

É importante ressaltar que na criança a resistência das vias respiratórias a passagem do ar é inversamente proporcional à quarta potência do raio; isto é, num diâmetro traqueal de 4 mm, a redução de 2 mm representaria a metade do calibre local e aumento de 16× na resistência ao fluxo laminar de ar. Como agravante, durante o choro o fluxo de ar é turbulento e esta relação pode-se elevar ainda mais. Portanto, discretas alterações do revestimento mucoso causadas por edemas decorrentes de processos inflamatórios podem ocasionar significante redução do calibre, com aumento da resistência a passagem do ar e do esforço muscular dispendido na tentativa de superar o obstáculo.

De modo geral, as repercussões da respiração nos recém-nascidos e lactentes são comuns em decorrência da desproporção de tamanho da faringe e da laringe em relação aos maiores de idade. Nos primeiros meses de vida estas estruturas são proporcionalmente grandes e encontram-se restritas a um pequeno espaço que as contém. Diferenciam-se em relação aos maiores de idade em aspectos anatômicos e fisiológicos que predispõem o surgimento de dificuldades na vigência de patologias, dentre estes listamos: 1. A língua é relativamente grande e a mandíbula pequena. 2. A respiração é basicamente nasal até o 4° ou 6° mês de vida. 3. A laringe é mais cefálica, situada ao nível de C2-3, em vez de C5-6, como no adulto. 4. O arcabouço da laringe é mais maleável e ela tem uma conformação afunilada. 5. A porção mais estreita da V.A. nas crianças abaixo dos 10 anos é na subglote ao nível da cartilagem cricoide, enquanto nos adolescentes e adultos encontra-se nas pregas vocais. 6. A epiglote projeta-se em 45° graus, é flácida e em forma de "U". Acrescidos a isto, temos a característica arredondada da caixa torácica e a inserção baixa do diafragma, além da musculatura acessória menos desenvolvida nas crianças.

São alterações próprias da faixa neonatal que tendem a desaparecer naturalmente com o passar dos meses. Por vezes, na vigência de quadros inflamatórios agudos pequenas alterações poderão ser suficientes para modificar tão delicada relação e representar um anteparo ao fluxo de ar.

DIAGNÓSTICO

Com o objetivo de diagnosticar determinada condição, o exame clínico deve focar a integridade da via aérea superior e sua efetividade. Avaliar se está pérvia, quantificar o grau do desconforto e a eficiência da respiração. Na maioria dos casos são crianças acometidas por quadros inespecíficos com evolução insidiosa que vem a se agravar em determinado momento.

O examinador deve proceder a uma rápida anamnese junto aos acompanhantes; questionar sua evolução, sobre infecções, traumas ou alergias, além do uso de medicações. Investigar patologias pregressas, episódios recorrentes e mudança de hábitos.

A dificuldade respiratória geralmente se manifesta nas madrugadas que antecedem as alterações climáticas. No meio da noite a criança interrompe o sono com acessos de tosse vigorosa, intercalada por guinchos, voz rouca e dificuldade ventilatória. A repentina piora clínica geralmente tem como gatilhos as bruscas alterações da temperatura e a queda dos níveis plasmáticos do cortisol em seu ciclo fisiológico.

Portanto, sempre que possível, mantenha a criança em ambiente aquecido e confortável junto aos pais, uma vez que o choro e a agitação podem agravar o quadro respiratório. Os sinais do desconforto são expressos pelo aumento da frequência e do trabalho respiratório, alterações da voz e do choro, além da presença do estridor e da diminuição da expansibilidade pulmonar. Frequentemente estão acompanhados de taquipneia, cianose e batimentos de asas do nariz. Não incomum, pode-se presenciar tiragens, além da contração da musculatura acessória e de movimentos paradoxais do abdome.

Deve-se estar atento à presença de febre, além de investigar sinais de toxêmia e de falência cardiocirculatória. Geralmente o quadro ventilatório melhora com o repouso ou com mudanças de postura adotadas a fim de amenizar o desconforto.

Quando possível, identificar se o nível da obstrução da via aérea é extra ou intratorácica. Para tanto, a ausculta da região cervical e do tórax podem fornecer pistas. Da mesma forma de um apito, o estridor ou "chiado" representa o ruído gerado pela passagem do fluxo de ar através do ponto mais estreito. Presume-se que quando o ruído é inspiratório, o nível da constrição esteja situado na glote ou acima dela; já quando é expiratório, sua origem geralmente é inferior, ou seja, traqueobrônquica, podendo ser bifásico quando em topografia da transição laringotraqueal.

Diante de situação crítica com potencial risco de piora, devem-se priorizar os achados clínicos e iniciar de imediato o tratamento. Questionar-se sempre os riscos e benefícios gerados pela coleta de exames, o tempo gasto com deslocamentos e o estresse da manipulação, assim como consequentes da demora dos resultados, postergando o início das condutas. Na maior parte dos atendimentos, os exames laboratoriais e radiológicos são relegados a um segundo tempo.

Dificuldades podem surgir na aferição da oximetria causadas pela agitação motora ou da má perfusão periférica passíveis da condição que se encontra a criança.

As radiografias do tórax e da região cervical em AP e de perfil podem ser úteis no diagnóstico de infecções, pneumotórax e corpos estranhos. O ecocardiograma pode auxiliar nos casos de anormalidades cardíacas e o US verificar a existência de consolidações e coleções líquidas. A realização da TC neste momento é infrequente e dependente de aporte anestésico, contudo, pode auxiliar na identificação de processos expansivos, alterações vasculares, assim como em síndromes abdominais e cardiopulmonares.

Mesmo em mãos experientes, aconselhamos muita cautela com as tentativas de visualização direta através da laringoscopia. Caracterizam-se como situações de elevado estresse em momento tão delicado. Podem ocasionar traumas e sangramentos, além de desencadear vômitos e risco de broncoaspiração. Desaconselhamos o uso de drogas sedativas com intuito de acalmar a criança. Como consequência à redução do tônus muscular e à depressão dos centros respiratórios, sempre haverá a probabilidade de descompensar quadro tão delicado com necessidade de acesso emergencial à via aérea.

ETIOLOGIA

Qualquer condição que cause obstrução da via aérea superior na criança representa risco à vida. Independente da provável etiologia, identificar o quadro e determinar sua gravidade possibilita ao examinador a tomada de decisões. Quando se fizer necessário, utilizar-se de todos os recursos para fornecer o suporte à respiração e ao restabelecimento da circulação.

A literatura nos mostra que as principais causas da disfunção respiratória aguda nas crianças são complicações originárias de patologias infecciosas. Encontramos inúmeras publicações sobre o CRUPE viral, destacando-se a laringite estridulosa, assim como relatos de difteria, epiglotites e traqueítes bacterianas. O surgimento de abscessos retrofaríngeos e peritonsilares podem agravar o grau da obstrução e da disfunção ventilatória. Não são infrequentes relatos de aspiração de corpos estranhos, traumas por deslocamentos e queimaduras por inalação. Torna-se imprescindível afastar casos de asma severa e a anafilaxia. Deve-se, ainda, ter em mente casos descompensados de malformações ou complicações após o nascimento, como malacias, estenoses, paralisias de pregas vocais, fístulas e diversos tipos de edemas, além de cistos, de alterações vasculares e até tumores (Figs. 16-1 a 16-3).

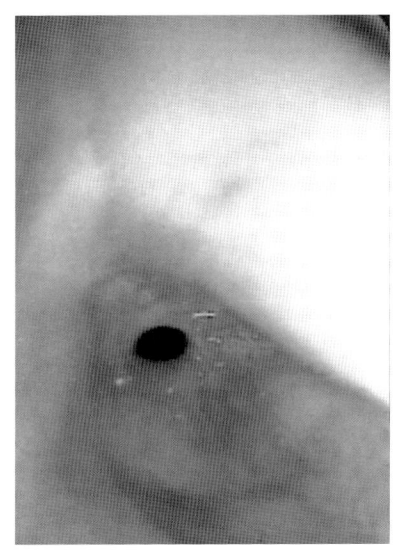

Fig. 16-1. Estenose subglótica.

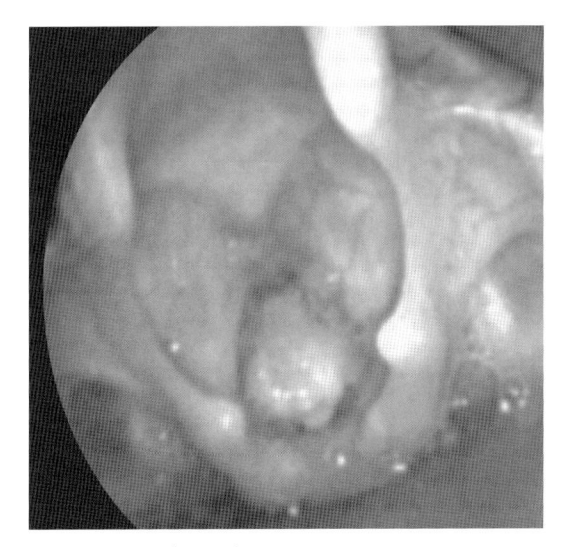

Fig. 16-2. Papiloma de pregas vocais.

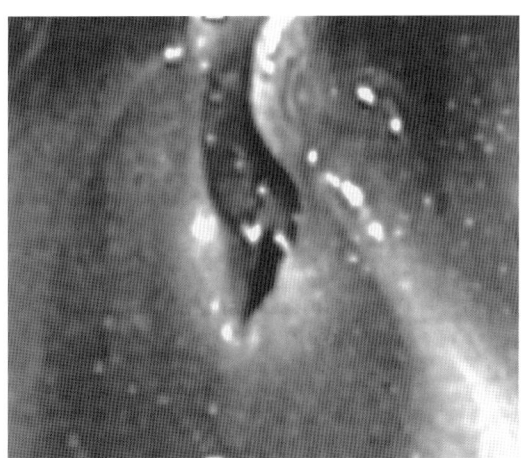

Fig. 16-3. Laringomalacia.

CONDUTAS

A despeito da etiologia o principal foco é o tratamento, com restabelecimento da respiração e da oxigenação tecidual. Medidas de suporte devem ser tomadas a fim de permear a via aérea em crianças hiporreativas ou com má perfusão. Alertamos que a condição febril e o aumento da reatividade pulmonar podem comprometer o estado geral e mascarar o quadro.

O aporte inicial se dá com a suplementação de oxigênio, infusão de fluidos e controle da temperatura. O conforto térmico com a oferta de oxigênio úmido, aspiração de secreções e o acesso venoso se fazem indispensáveis. O uso de antitérmicos, corticosteroides e de inalações com vasoconstritores são rotineiros. A ausculta pulmonar geralmente é silenciosa. No entanto, há restrições quanto ao uso de broncodilatadores a fim de amenizar quadros de suposta sibilância. Nesta fase do atendimento o uso de antibióticos sistêmicos, assim como a infusão de hemácias e concentrados ficam restritos a casos com toxêmia ou sepse.

A despeito de todos os recursos dispensados, afortunadamente as crianças podem se beneficiar com o simples aquecimento do ambiente e inalação de vapor de água. Por fim, são todas medidas que podem ser utilizadas para garantir a ventilação e oxigenação mínimas visando à manutenção da homeostase.

Permeabilização da Via Aérea

O posicionamento adotado diante do desconforto respiratório traduz naturalmente a melhor opção da criança. Posta-se de forma a melhorar o alinhamento entre a cabeça e o tórax, a fim de evitar angulações ou formação de obstáculos a livre passagem do ar. Didaticamente representado pelo alinhamento da parte anterior do ombro com o meato auditivo. O referido posicionamento pode ser alcançado pela colocação de um pequeno coxim abaixo da escápula em crianças menores de 2 anos e sob o occipício nos maiores. No entanto, devem-se observar os resultados de melhora conseguidos com o uso da manobra, além de evitar a hiperextensão da cabeça em crianças muito pequenas, sonolentas ou inconscientes, em razão dos riscos de piora com o colapso da hipofaringe.

Oxigenação e Ventilação

A colocação de dispositivos como cateteres ou máscaras para suplementação de oxigênio sobre a face pode não ser bem tolerado e desencadear agitação com piora do quadro. Desta forma, sugerimos a desobstrução nasal com solução salina antes do início da oferta e que a suplementação de oxigênio seja feita de forma gradual, em posição confortável e junto aos pais.

Dispositivos para Fornecimento de Oxigênio

Determinada condição clínica poderá gerar excessivo aumento das secreções, podendo desencadear quadros de regurgitação, vômitos e riscos de aspiração. Faz-se sempre necessário dispor do aspirador e de sondas neste momento da abordagem.

Dispositivos adicionais para auxiliar a oferta de gazes devem ser utilizados em crianças hiporreativas, assim como o uso de cânulas orofaríngeas (Gueedel) e rinofaríngeas para ajudar na desobstrução da via aérea. A equipe deve estar capacitada e dispor de materiais para proceder a intubação traqueal (IOT) e ressuscitação, quando necessário. Balizados pela necessidade, listamos algumas estratégias para suplementar a restrição ao fluxo do oxigênio: a) Quadros leves: sistemas de baixo fluxo, como máscaras simples, cânulas ou cateteres nasais. b) Quadros graves: sistemas de alto fluxo, como o uso da tenda facial, capacete, máscaras com reinalação parcial, não reinalante e de Venturi que ofertam concentrações médias de oxigênio. Se a ventilação não for efetiva, deve-se utilizar acessórios como a bolsa-máscara, máscara laríngea e até mesmo proceder à intubação orotraqueal. c) Em casos extremos em que venham a persistir as dificuldades, mesmo com uso adequado dos dispositivos de suplementação ou naqueles que há impossibilidade de IOT, deveremos aventar o acesso cirúrgico a VA como definitivo.

O manejo desafiador desta condição proporciona aos profissionais experiências únicas, ampliando seus conhecimentos e o desempenho em situações críticas.

A Figura 16-4 apresenta proposta de organograma de atendimento.

Avaliação e Manejo da Obstrução Respiratória Aguda em Crianças 101

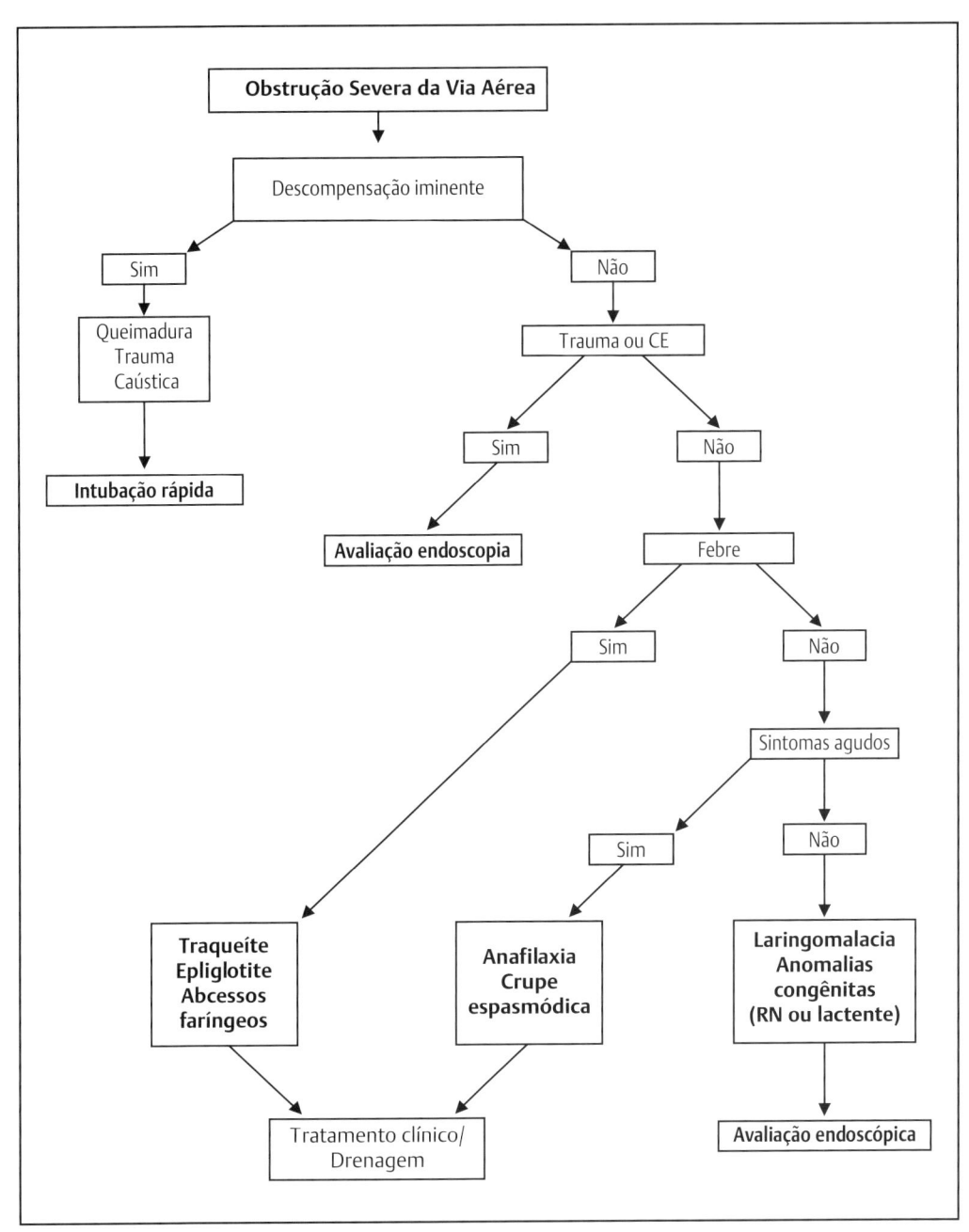

Fig. 16-4. Organograma de atendimento na disfunção respiratória em crianças. (Adaptada de: Loftis LF, 2014.)

BIBLIOGRAFIA

American Heart Association. *Pediatric Advanced Life Support (PALS).* Provider Manual, 2002.
American Heart Association. *Pediatric Advanced Life Support (PALS).* Provider Manual, 2006.
Donoghue AJ, Nadkarni V, Berg RA *et al.* Out-of-hospital pediatric cardiac arrest: an epidemiologic review and assessment of current knowledge. *Ann Emerg Med* 2005;46(6):512-22.
Garros D, Piva JP, Garcia PC. Obstrução respiratória alta em pediatria. In: Piva JP, Garcia PC (Eds). *Medicina intensiva em pediatria.* Rio de Janeiro: Revinter, 2005. p. 377-400.
Holm-Knudsen RJ, Rasmussen LS. Pediatric airway management: basic aspects. *Acta Anesthesiol Scand* 2009;53:552.
Kleinman ME, de Caen AR, Chameides L *et al.* Part 10: Pediatric basic and advanced life support: 2010. International Consensus on Cardiopulmonary Resuscitation and Emergency Cardiovascular Care Science with Treatment Recommendations. *Circulation* 2010;122(Suppl 2):S466-51.
Krauss BS, Harakal T, Fleischer GR. The spectrum and frequency of illness presenting to a pediatric emergency department. *Pediatr Emerg Care* 1991;7:67.
Loftis LF. *Emergent evaluation of acute upper airway obstruction in children.* Disponível em: www.uptodate.com/store. Literature review current through: Aug. 2014.
Mannarino RV. Obstrução respiratória alta em pediatria. Rev. Ped. Soperj 2012;13(2); 54-60.
Matsuno AK. Insuficiência respiratória aguda na criança. Simpósio: Emergências Pediátricas. *Medicina* 2012;45(2):168-84.
Piva JP, Garcia PC, Santana JC, Barreto SS. Respiratory failure in the child. *J Pediatr* (Rio de Janeiro) 1998;74(Suppl 1):S99-S112.
Santillanes G, Gausche-Hill M. Pediatric airway management. *Emerg Med Clin North Am* 2008;26:961-75.
Torre FPF, Cesar RG, Passarelli MLB. *Emergências em pediatria. Protocolos da Santa Casa de São Paulo,* 2. ed. São Paulo: Manole, 2013. p. 863-79.
Weiner DL. *Causes of acute respiratory compromise in children.* Disponível em: www.uptodate.com/store. Literature review current through: Aug. 2014.

17 Corpos Estranhos de Vias Aéreas e Digestivas em Crianças

Heitor Corrêa Barbin ▪ Marco Tsai Chou ▪ Ricardo Kawaoka Miyake

INTRODUÇÃO

Este capítulo busca reunir temas que se fazem presentes na rotina dos prontos-socorros infantis. Busca prover informações que venham a contribuir com o atendimento básico e a tomada de condutas. Foram compiladas de forma prática revisões sistemáticas e metanálises, somadas à experiência clínica. Aborda os acidentes com crianças por ingestão ou aspiração de corpos estranhos e aspectos relativos à sua condução.

Responsáveis por boa parte dos atendimentos em pediatria, a ingesta ou aspiração de corpos estranhos é causa frequente de procura por serviços de emergência. Geralmente são crianças trazidas à atenção dos médicos por seus pais, a quem foi relatado, suspeitam ou que presenciaram o episódio inicial de engasgamento ou sufocação.

Na grande maioria dos atendimentos encontramos uma elevada prevalência entre crianças com faixas etárias de 6 meses a 4 anos, com pico de incidência de 1 e 2 anos de idade. Nesta fase as crianças já são capazes de ficar em pé, encontram-se aptas a explorar o ambiente à sua volta, além de já possuírem habilidades motoras finas e o hábito de levar objetos à boca.

Diversos fatores podem contribuir para o acidente, como o controle inadequado da deglutição, a falta dos dentes molares para mastigação e a imaturidade dos reflexos de proteção da laringe. São fatores facilitadores o descuido ou desaviso dos cuidadores com determinados objetos passíveis de serem colocados à boca, como pequenas peças, brinquedos e certos alimentos. Constata-se como predisponentes, a realização de atividades paralelas e distrações durante as refeições, além da interferência de irmãos mais velhos que podem ofertar objetos e alimentos aos menores.

CORPOS ESTRANHOS DO TRATO GASTRINTESTINAL

Comportamentos próprios da infância e instintos relacionados com a fase oral favorecem que a criança leve objetos à boca. Em nosso meio carecemos de dados confiáveis e estudos multicêntricos, porém nos Estados Unidos 80% dos casos de ingesta de corpos estranhos (CE) ocorrem com crianças com idades de 6 meses a 3 anos. Apenas 10 a 20% destas necessitarão de procedimentos como a endoscopia, e menos de 1% realizará intervenções cirúrgicas para sua remoção. A despeito de vasta documentação na literatura com baixos índices de mortalidade, casos de fatalidade têm sido descritos.

Etiopatogênia

A retenção ou impactação dos CE se dá ao nível dos estreitamentos fisiológicos no trajeto digestivo. São comuns casos de crianças com impactação de CE na faringe, ao nível dos pilares amigdalianos ou na base da língua. Outro sítio frequente situa-se na hipofaringe e junto à transição faringoesofágica, região constituída por musculatura que corresponde ao esfíncter esofágico superior (EES), também conhecido por cricofaríngeo. Após ultrapassar regiões da faringe e conseguir transpor o EES, os CE podem ficar retidos ao nível das constrições ou compressões fisiológicas do esôfago, expressas em seu terço médio pela impressão do brônquio fonte esquerdo e o abaulamento do arco aórtico. Por vezes, sua retenção se dá ao nível distal do órgão junto à transição com o estômago (TEG), em topografia que corresponde ao esfíncter inferior do esôfago (EIE).

Por vezes, o CE consegue ultrapassar os obstáculos no percurso da faringe e do esôfago e alcançar a câmara gástrica. Em razão das dimensões do órgão, pode ficar represado pelo piloro e manter-se desapercebido, sendo rara sua permanência no duodeno.

Quadro Clínico

A criança geralmente é trazida ao atendimento médico por seus responsáveis que geralmente têm dúvidas sobre o ocorrido. Na maioria das vezes ela não tem desenvoltura suficiente para relatar o fato ou omite a informação de que colocou algo na boca com medo de represálias.

O episódio agudo é relatado por acompanhantes como quadro súbito de disfagia, dor cervical ou torácica, e até mesmo por episódio repentino de engasgamento e cianose. Porém, em grande parte dos casos pode não manifestar qualquer queixa ou sinal que denunciem o acidente.

O examinador deve suspeitar da ingestão de CE ao se deparar com crianças que venham a manifestar sintomas horas ou dias após o ocorrido. São queixas originárias de traumas durante a deglutição ou relacionados com a impactação pelo trajeto, sempre dependentes do grau de obstrução.

Cabe aos pais e a quem assiste a criança dispender de atenção e tempo a fim de esclarecer quadros de irritabilidade repentina, desconforto cervical ou torácico e recusa alimentar; assim como a salivação excessiva, vômitos e, até então, injustificados quadros respiratórios (Fig. 17-1).

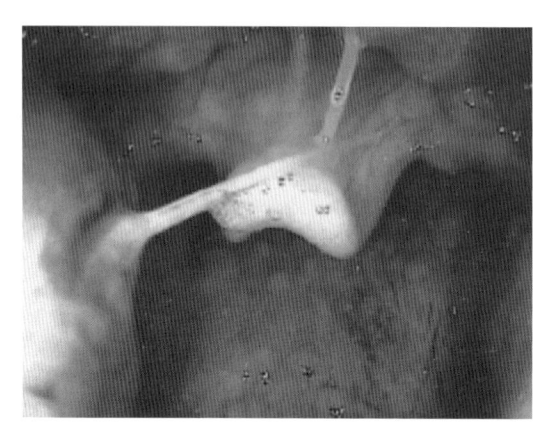

Fig. 17-1. Espinha de peixe no polo inferior da tonsila.

Diagnóstico

O examinador deverá detalhar ao máximo o episódio ocorrido, especificar o horário, tipo de material, dimensões e formato do provável objeto, assim como as manifestações após sua ingesta e o tempo de jejum desde a última refeição. Cabe questionar a existência de malformações ao nascimento, disfunções motoras ou cirurgias pregressas, potencias sítios de estreitamento ou estase que poderiam predispor à retenção do CE no trajeto digestivo.

A realização de exames radiológicos deve ser sempre precedida de estabilidade clínica aferida pela avaliação inicial. As radiografias simples em posição anteroposterior e lateral do tórax, do abdome e pescoço podem ajudar a identificar o corpo estranho. Os resultados do exame radiológico são dependentes do tipo de material do CE, isto é, se rádio-opaco ou não. Por vezes, certos tipos de material como resíduos orgânicos, plásticos e madeira passam desapercebidos ao exame convencional.

Devemos ressaltar a importância de que o filme englobe o máximo do trajeto a ser percorrido pelo CE. Se possível, enquadrar desde o local de sua entrada até o da provável saída, pois não são raros casos em que não se conseguiram identificar CE que se encontravam fora dos limites do chassi radioscópico.

Para estimar o real tamanho dos CE nos exames de raios X devemos considerar a distância interposta pelo paciente entre a ampola emissora dos raios e o chassi receptor; e o fato de que os raios não são totalmente paralelos. Na prática, habitualmente concedemos descontos ao mensurar as dimensões dos CE nas radiografias (Fig. 17-2).

Constitui-se de tema polêmico o uso de contrastes radiológicos com objetivo de evidenciar a silhueta dos CE não rádio-opacos nos exames de imagem. Atribui-se ao método a probabilidade de riscos como a broncoaspiração, além de gerar dificuldades em futura avaliação endoscópica. A utilização de exames como a tomografia computadorizada (TC) é infrequente, porém, também podem ajudar em casos de exceção e de difícil caracterização.

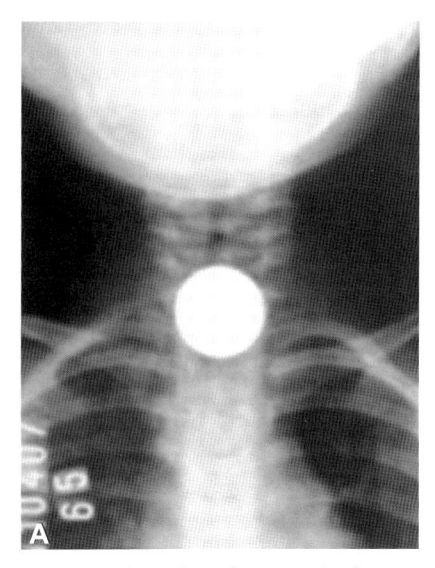

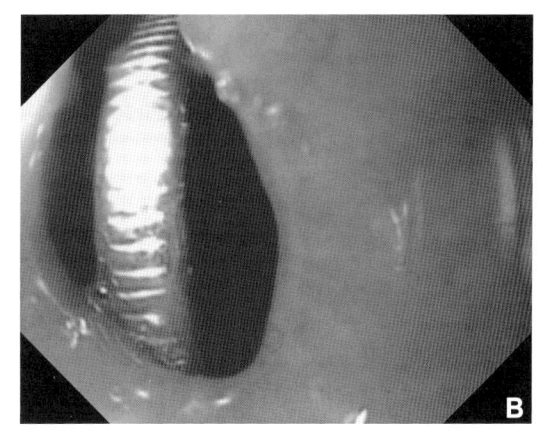

Fig. 17-2. (**A** e **B**) CE de transição faringoesofágica (moeda).

Ainda, deve-se sempre aventar hipóteses de bezoares ao atender crianças e adolescentes com distúrbios psiquiátricos. Ao longo do tempo, a ingesta silenciosa e o acúmulo de diversos materiais como fios, pelos e cabelos podem-se adensar no estômago e nas alças do intestino delgado, representando obstáculos ao trânsito. Tamanho conteúdo represado pode manifestar-se de diversas formas, desde sintomas dispépticos inespecíficos, emagrecimento, vômitos recorrentes, até quadros obstrutivos de abdome (Fig. 17-3).

A investigação endoscópica deve sempre estar bem fundamentada em informações detalhadas, com manifestações coerentes e, se necessário, vasta e atualizada documentação radiológica. Condiciona-se que o exame seja realizado sob esquema de internação hospitalar, em sala cirúrgica e assistido de anestesia. O profissional médico endoscopista deve dispor de capacitação na especialidade, ter experiência com crianças e dispor de conhecimento com os equipamentos e acessórios para a remoção do CE. Sempre que possível, proceder no mesmo ato do diagnóstico também sua remoção, mesmo se necessária a utilização de endoscopia rígida.

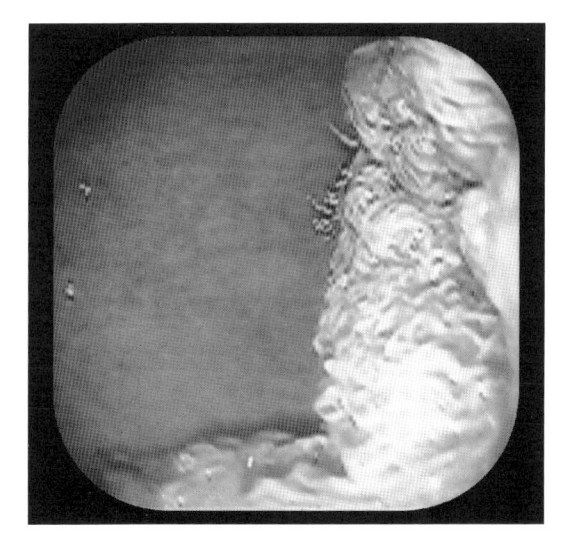

Fig. 17-3. Bezoar de estômago.

Condutas

As medidas serão dependentes da história do ocorrido, dos sintomas desencadeados e das características específicas de cada corpo estranho. Há de se considerar a hipótese expectante por 12 a 24 horas em crianças assintomáticas, que ingeriram CE menores de 2 cm, com formatos não pontiagudos e que não se tratavam de ímãs ou baterias. No entanto, sinais de alerta devem ser acionados quando os CE forem maiores que 5 cm, com formatos pontiagudos ou cortantes, situados em topografia do esôfago ou do estômago. Da mesma forma, providências devem ser tomadas diante de crianças em que os CE causem obstrução completa do esôfago, assim como naqueles pacientes que manifestem quadros inflamatórios ou obstrução intestinal.

Não são infrequentes as reavaliações clínicas e radiológicas no transcorrer dos dias que sucedem o acidente. São comuns os retornos para reavaliação em casos de CE não rádio-opacos situados abaixo do terço superior do esôfago.

Serão consideradas emergenciais as indicações para remoção de CE que causem obstrução aguda da via aérea e a permanência de baterias no esôfago. Justifica a conduta o fato do contato destes artefatos eletrônicos com a parede do órgão, que pode causar graves lesões em poucas horas. A experiência nos mostra que as baterias tendem a extravasar rapidamente seu conteúdo em contato com a saliva e secreções digestivas. A presença de íons de níquel, lítio, cádmio, dentre outros, pode reagir e formar compostos hidroxilados, potentes cáusticos indutores de necrose tecidual. Ainda, há relatos de que a superfície do esôfago em plano com ambos os polos da pilha poderia gerar energia, aumentando assim a agressão local. Independente de mecanismos, estes artefatos, quando impactados em íntimo contato com a mucosa do esôfago, podem causar necrose transmural e a perfuração do órgão em pouco tempo, tornando imperativa sua remoção.

Uma opção lógica seria adotar uma conduta expectante nos casos de pacientes que se mantenham assintomáticos após ingestão do CE que tenham ultrapassado o estômago e se encontrem no intestino delgado, fora do alcance do endoscopista.

Apesar de pouco frequente em nossa amostragem, cabe mencionar publicações sobre a ingestão de pequenos ímãs presentes nos brinquedos. Relatam que quando ingeridos podem se atar durante o trajeto e causar complicações. Eventualmente, em meio a alças, poderiam induzir quadros de obstrução, isquemia e até mesmo de necrose da parede do intestino.

Deve-se solicitar a avaliação da equipe de cirurgia nos casos que os CE permaneçam sem progressão por mais de 3 dias, ou naqueles que venham a evoluir com quadros abdominais não característicos.

Recomendamos sempre instruir os responsáveis sobre o fato ocorrido e suas possíveis consequências, assim como opções de tratamento, riscos com condutas e eventuais complicações (Figs. 17-4 e 17-5).

Corpos Estranhos de Vias Aéreas e Digestivas em Crianças

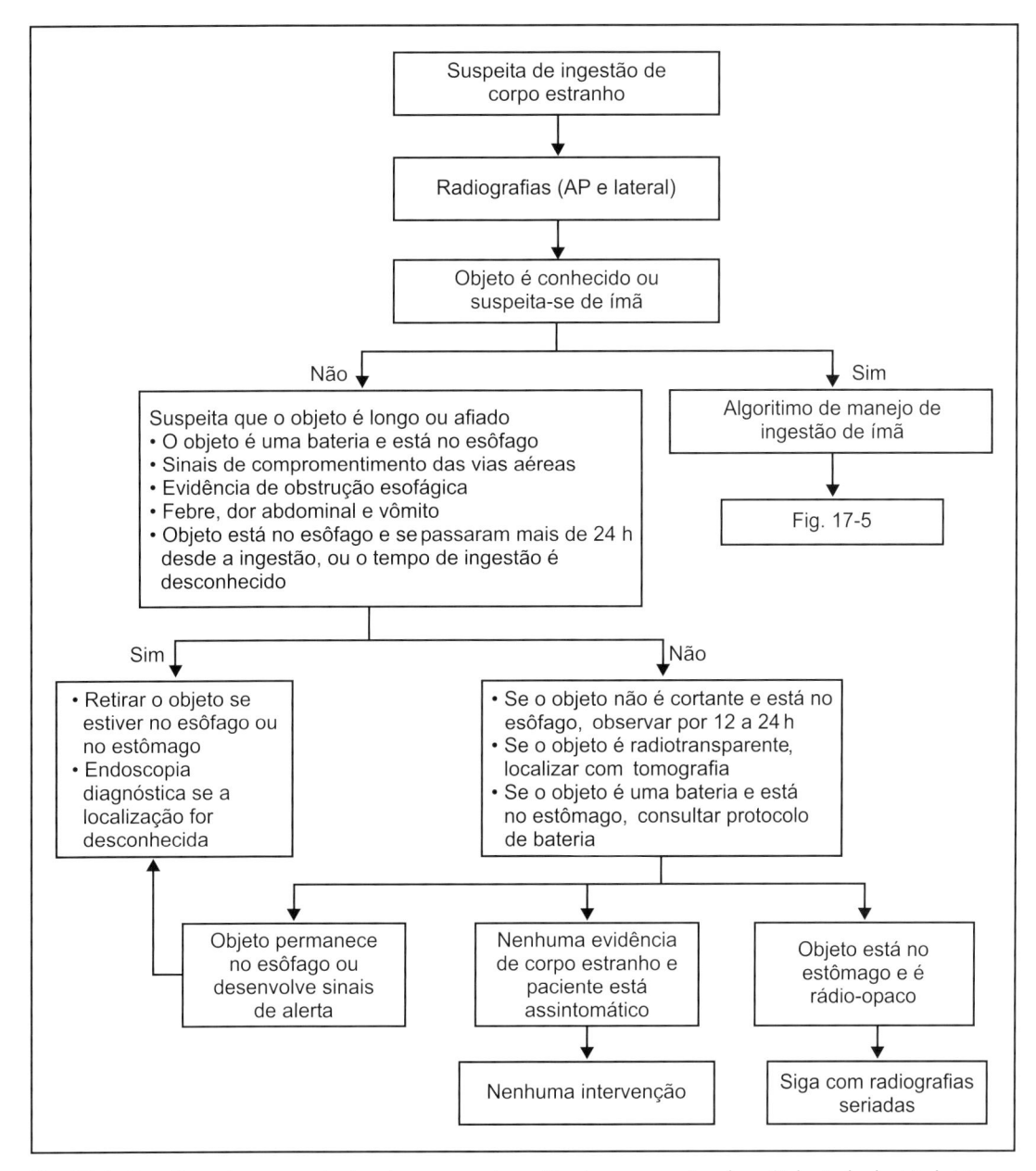

```
                    ┌─────────────────────────┐
                    │ Suspeita de ingestão de │
                    │     corpo estranho      │
                    └───────────┬─────────────┘
                                ▼
                    ┌─────────────────────────┐
                    │ Radiografias (AP e lateral) │
                    └───────────┬─────────────┘
                                ▼
                    ┌─────────────────────────┐
                    │ Objeto é conhecido ou   │
                    │  suspeita-se de ímã     │
                    └───────────┬─────────────┘
             Não ◄──────────────┴──────────────► Sim
```

Não: Suspeita que o objeto é longo ou afiado
- O objeto é uma bateria e está no esôfago
- Sinais de comprometimento das vias aéreas
- Evidência de obstrução esofágica
- Febre, dor abdominal e vômito
- Objeto está no esôfago e se passaram mais de 24 h desde a ingestão, ou o tempo de ingestão é desconhecido

Sim: Algoritimo de manejo de ingestão de ímã → Fig. 17-5

Sim (ramo esquerdo):
- Retirar o objeto se estiver no esôfago ou no estômago
- Endoscopia diagnóstica se a localização for desconhecida

Não (ramo direito):
- Se o objeto não é cortante e está no esôfago, observar por 12 a 24 h
- Se o objeto é radiotransparente, localizar com tomografia
- Se o objeto é uma bateria e está no estômago, consultar protocolo de bateria

Ramos finais:
- Objeto permanece no esôfago ou desenvolve sinais de alerta
- Nenhuma evidência de corpo estranho e paciente está assintomático → Nenhuma intervenção
- Objeto está no estômago e é rádio-opaco → Siga com radiografias seriadas

Fig. 17-4. Algoritmo de manuseio de crianças com ingestão de corpos estranhos. (Adaptada de: Mark AG, 2014.)

Apresentação inicial
- Obter histórico
  – Ingestão conhecida de baterias potentes
  – Sintomas gastrintestinais inespecíficos
- Obter radiografia abdominal. Se um ou mais imãs estiverem presentes, fazer radiografia lateral para ajudar na localização do imã
- Determinar se é ingestão única ou de múltiplos imãs

Único imã

Dentro do estômago ou esôfago
- Opção 1: avaliação com gastropediatria para considerar remoção endoscópica, especialmente se o paciente é de risco para outras ingestões
- Opção 2: seguir com radiografias seriadas e orientar os pais sobre precauções após a ingestão de imã

Além do estômago
- Avaliação do gastropediatria para considerar remoção endoscópica, se acessível
- Seguir com radiografia, seriada
- Confirmar a passagem através do intestino com radiografia
- Em caso de progresso lento, usar laxantes para auxiliar na passagem

Múltiplos imãs (ou imã único com o corpo estranho metálico)

Todos dentro do estômago ou esôfago
- Avaliação do gastropediatra para considerar remoção, se a ingestão for inferior a 12 horas. Avisar cirurgião pediátrico antes da endoscopia com *backup*
- Caso não haja gastropediatra, transferir para serviço de endoscopia pediátrica
- Avisar cirurgião pediátrico se tempo de ingestão superior a 12 horas, pois remoção cirúrgica pode ser necessária

Além do estômago
- Avaliação do gastropediatra e cirurgião, se disponível
- Manuseio depende se o paciente é sintomático ou assintomático

Sintomático
- Encaminhar para cirurgia pediátrica para remoção

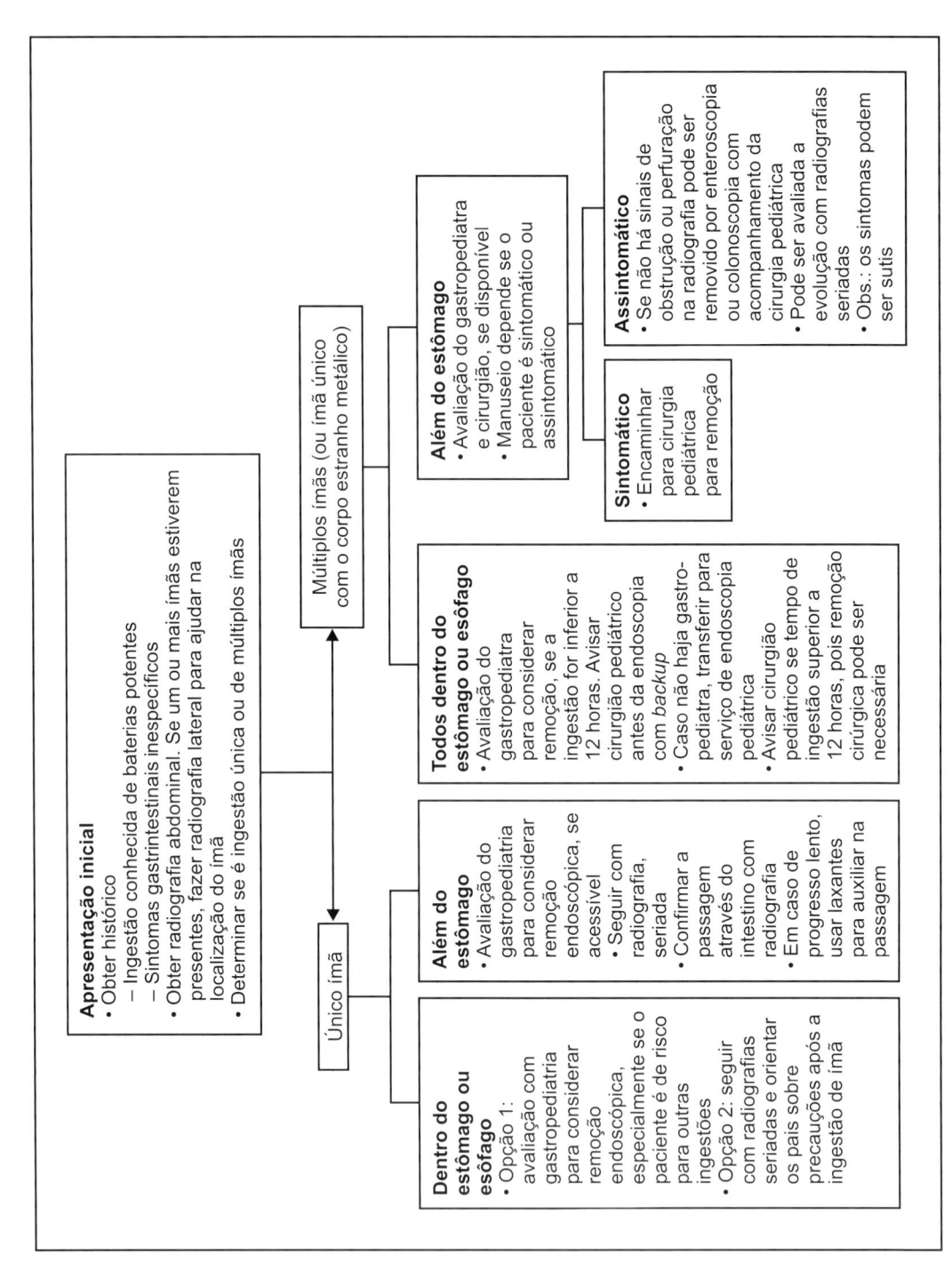

Assintomático
- Se não há sinais de obstrução ou perfuração na radiografia pode ser removido por enteroscopia ou colonoscopia com acompanhamento da cirurgia pediátrica
- Pode ser avaliada a evolução com radiografias seriadas
- Obs.: os sintomas podem ser sutis

Fig. 17-5. Algoritmo de manuseio de crianças com ingestão de imãs. (Adaptada de: Mark AG, 2014.)

CORPOS ESTRANHOS DE VIAS AÉREAS

A aspiração de corpos estranhos (ACE) por crianças é uma condição que requer atenção e experiência por parte dos que as assistem. São acidentes potencialmente graves que, em alguns casos, podem evoluir com complicações e óbito. Em nosso meio são poucos os dados estatísticos, contudo, nos Estados Unidos a aspiração de corpos estranhos foi responsável por mais de 3.500 mortes/ano no período de 2005-2007, com 3.700 episódios fatais em 2007.

Sinais e Sintomas

A maioria dos casos com suspeita de aspiração de CE chegam ao serviço de referência em até 24 horas após o acidente. São crianças trazidas por pais apreensivos diante de evento ameaçador, que por vezes têm que ser acalmados para que se possa proceder o atendimento.

Quando presenciada, a aspiração do CE manifesta-se por episódio de engasgamento súbito, tosse paradoxal ou cianose. A apresentação clínica da clássica tríade aguda composta de tosse, redução do murmúrio vesicular e sibilância é incomum. Frequentemente os episódios são passageiros, com melhora espontânea em razão de pequenas dimensões dos CE que migram para a árvore brônquica distal.

O examinador deve estar atento a quadros mal caracterizados, pois, geralmente, são autolimitados e seguidos de um período sem sintomas, equivocadamente interpretados como um sinal de resolução, retardando, assim, seu diagnóstico.

A suspeita da aspiração do CE deve ser sempre aventada em casos com sintomatologia respiratória súbita, ou naqueles que não se observam respostas aos tratamentos convencionais, como quadros arrastados de pneumonias, imagens de atelectasias persistentes, crises recorrentes de asma, dentre outros.

Medidas de suporte à vida devem tomadas em todos os casos de aspiração de CE que desencadeiem dificuldades ventilatórias ou anóxia. Pressupõe-se que os CE estejam impactados na porção proximal da via aérea, geralmente na região da laringe ou da traqueia. Trata-se de situação intensa que exige equilíbrio e atitudes efetivas por parte de quem as assiste.

Diagnóstico

Dependendo dos materiais que os corpos estranhos são constituídos, se rádio-opaco ou não, o exame radiológico pode indicar sua presença ou as consequências de sua permanência. Na grande maioria das vezes, a suspeita clínica e as imagens obtidas com radiografias simples em posição anteroposterior, perfil, decúbito lateral, hiperinsufladas e/ou bem penetradas são suficientes para a confecção do diagnóstico e tomada de decisões.

Anatomicamente, o brônquio do pulmão direito é mais verticalizado e tem diâmetro maior quando comparado ao esquerdo, o que favorece a migração e o alojamento dos CE (Fig. 17-6).

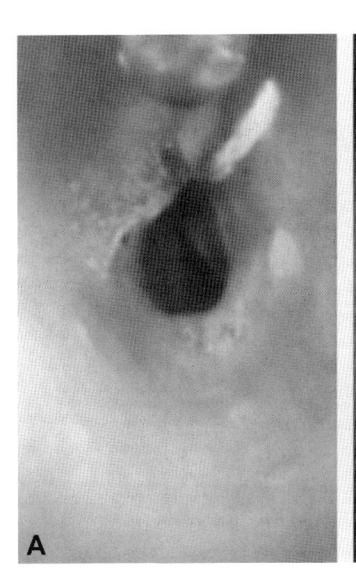

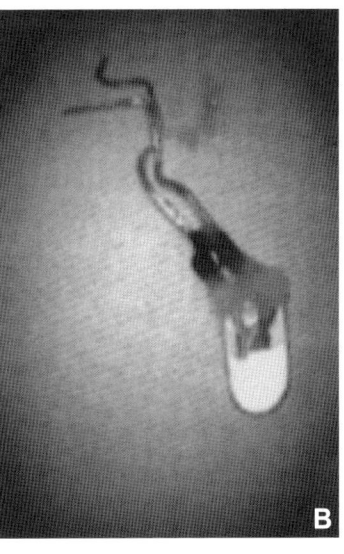

Fig. 17-6. (A e B) Corpo estranho de vias aéreas. Pequena lâmpada no brônquio fonte esquerdo.

Em muitos casos não é possível identificar os CE de via aérea no exame radiológico em razão de sua composição não radiodensa. Nestes podemos encontrar apenas imagens sugestivas de sua permanência ou complicações; ou seja, visualizar quadros de hiperinsuflação por mecanismo valvular, desvios do mediastino, condensações e atelectasias ou, até mesmo, colapso de um dos campos pulmonares.

A broncoscopia é considerada método de eleição pela possibilidade terapêutica. Como norma, deve-se considerar que toda criança que seja submetida ao procedimento endoscópico necessite de estrutura hospitalar com diversidade de recursos e equipe multiprofissional. Os exames devem ser realizados por profissionais capacitados com experiência no atendimento e manejo da via aérea infantil. Deverão ser realizados em salas equipadas para ressuscitação, disponibilidade de acessórios, inclusive para broncoscopia rígida, além de dispor da retaguarda e de leitos de terapia intensiva. Constata-se superioridade de resultados quando os procedimentos são realizados em centros de referência.

Condutas

O reconhecimento da aspiração é a chave para o êxito do tratamento. A caracterização do episódio através da história bem detalhada é fundamental para o diagnóstico em casos de crianças assintomáticas. A broncoscopia é o exame de excelência e sempre deve ser considerada em todos os casos de suspeita bem fundamentada de aspiração de CE, mesmo que os achados radiológicos sejam pobres ou até mesmo normais.

A nosso ver, os CE de origem orgânica, como amendoins, grãos de feijão e milho são os mais frequentes e mais difíceis de se caracterizar à radiografia. Sua permanência pode induzir a importante reação inflamatória de contato com a mucosa brônquica, com produção de endotoxinas e expressiva repercussão sistêmica (Fig. 17-7).

Segundo o *Guideline* do Conselho de Ressuscitação no Reino Unido (2010), é fundamental avaliar a gravidade de cada caso para definir a conduta. Nos casos leves, a criança consegue respirar, chora, tem tosse eficaz e consegue falar. Já nos graves, não fala, não consegue respirar, as tentativas de tosse são ineficazes, com cianose e o nível de consciência está bastante rebaixado ou até inconsciente. Recomendam, ainda, que os profissionais envolvidos no atendimento devem estar capacitados a identificar os casos graves. Se necessário, utilizar-se de manobras emergenciais como percussões com a mão espalmada nas costas e compressões toracoabdominais (*Heimlich*) com o intuito de expulsar o CE da via aérea ou que a criança se torne responsiva e reaja.

Em determinados casos, pequenas peças, como alfinetes e pregos, são facilmente detectáveis na radiografia do tórax, mas encontram-se alojados na via aérea distal, inacessível ao broncoscópio

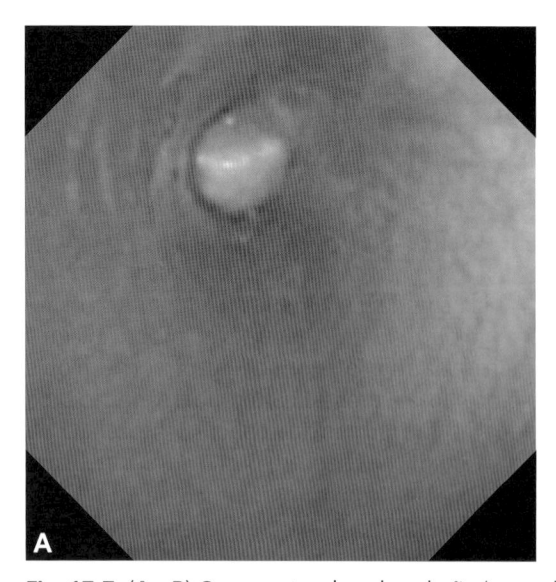

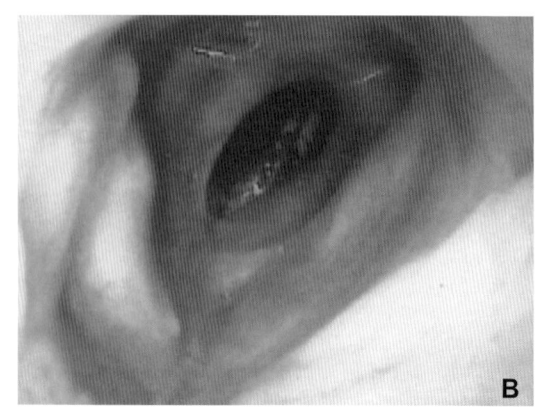

Fig. 17-7. (**A** e **B**) Corpos estranhos de pulmão (amendoim/grão de feijão).

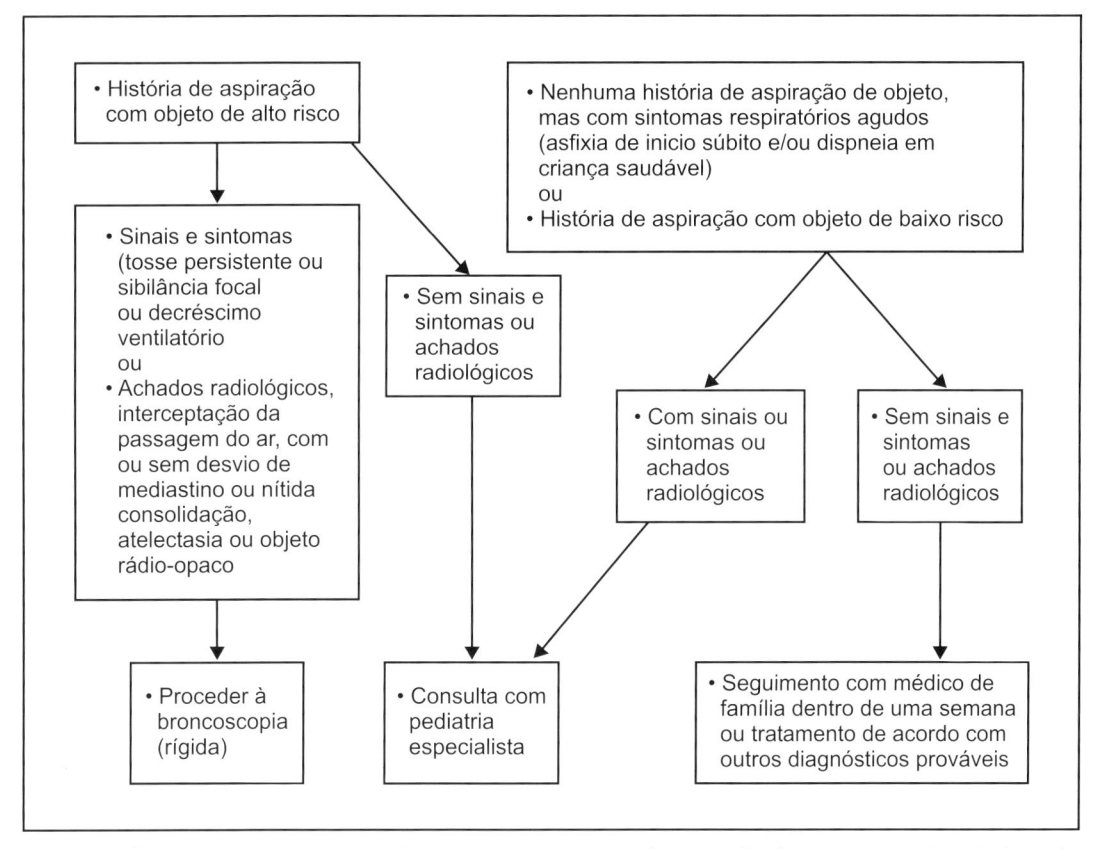

```
┌─────────────────────────────────┐     ┌─────────────────────────────────────┐
│ • História de aspiração         │     │ • Nenhuma história de aspiração de  │
│   com objeto de alto risco      │     │   objeto, mas com sintomas          │
└────────────┬────────────────────┘     │   respiratórios agudos              │
             │                          │   (asfixia de inicio súbito e/ou    │
             ▼                          │   dispneia em criança saudável)     │
┌─────────────────────────────────┐     │   ou                                │
│ • Sinais e sintomas             │     │ • História de aspiração com objeto  │
│   (tosse persistente ou         │     │   de baixo risco                    │
│   sibilância focal              │     └─────────────────────────────────────┘
│   ou decréscimo                 │
│   ventilatório                  │
│   ou                            │
│ • Achados radiológicos, ...     │
└─────────────────────────────────┘
```

Fig. 17-8. Algoritmo para tratamento de crianças com suspeita de aspiração de corpos estranhos. (Adaptada de: Dehghani N, 2008.)

infantil. Faz-se então necessária a utilização da fluoroscopia concomitante ao procedimento endoscópico para identificar o seguimento e guiar a pinça de apreensão.

A ingesta ou aspiração de CE representa importante capítulo nos manuais de emergência. Em nosso meio, nos últimos anos, presenciamos o surgimento de iniciativas a fim de divulgar e prevenir os acidentes com crianças. Estes projetos buscam a conscientização da população e a criação de legislação específica a ser utilizada junto aos fabricantes de brinquedos e acessórios.

A fim de facilitar o atendimento, propomos esquema apresentado na Figura 17-8.

BIBLIOGRAFIA

American Heart Association. Pediatric Advanced Life Support (PALS). Provider Manual, 2002.
American Heart Association. Pediatric Advanced Life Support (PALS). Provider Manual, 2006.
Arana A, Hauser B, Hachimi-Idrissi S, Vandenplas Y. Management of ingested foreign bodies in childhood and review of the literature. *Eur J Pediatr* 2001;160(8):468-72.
Aytaç A, Yurdakul Y, Ikizier C *et al.* Inhalation of foreign bodies in children. Report of 500 cases. *J Thorac Cardiovasc Surg* 1977;74(1):145-51.
Banerjee R, Rao GV, Sriram PV *et al.* Button battery ingestion. *Indian J Pediatr* 2005;72(2):173-4.
Conselho de Segurança Nacional. *Relatório sobre lesões na América*. [Acesso em 2002]. Disponível em: www.nsc.org/library/report_injury_usa.hjm
Dehgani N, Ludemann P. Aspirated foreign bodies in children: BC Children's emergency room protocol. *BCMJ* 2008 June;50:252-6.
Fadel ER, Mallory GB, Torrey SB. *Airway foreign bodies in children*. [Acesso em 2014]. Disponível em: www.uptodate.com.
Fraga AMA, Reis MC, Zambom MP *et al.* Aspiração de corpo estranho em crianças: aspectos clínicos, radiológicos e tratamento broncoscópico. *Jornal Brasileiro de Pneumologia* 2008 Fev;34(2).

Gliger MA, Jain KJ, McOmber ME. *Foreign bodies of the esophagus and gastrointestinal tract in children*. [Acesso em 2014 Aug]. Disponível em: www.uptodate.com/store.

Kiyan G, Gocmen B, Tugtepe H *et al*. Foreign bodies aspiration in children: the value of diagnosis criteria. *T J Pediatr Otorhinolaryngol* 2009;73(7):963-7.

Leape LL, Ashcraft KW, Scarpelli DG, Holder TM. Hazard to health – liquid lye. *N Engl J Med* 1971;284(11):578-81.

Louie JP, Alpern ER, Windreich RM. Witnessed and unwitnessed esophageal foreign bodies in children. *Pediatr Emerg Care* 2005;21(9):582-5.

Rodrigues AJ, Oliveira EQ, Scordamaglio PR. Broncoscopia flexível como primeira opção a remoção de corpo estranho das vias aéreas em adultos. *Jornal Brasileiro de Pneumologia* (SP) 2012 Maio/Jun.;38(3).

Ruiz FE. *Airway foreign bodies in children*. [Acesso em 2014 Aug.]. Disponível em: www.uptodate.com/store.

Shivakumar AM, Naik AS, Prashanth KB *et al*. Foreign body in upper digestive tract. *Indian J Pediatr* 2004;71(8):689-93.

Uyemura MC. Foreign body ingestion in children. *Am Fam Physician* 2005;72(2):287-91.

Wolach B, Raz A, Weinberg J *et al*. Aspirated foreign body in the respiratory tract of children: eleven years experience with 127 patients. *Int J Pediatr Otorhionolaryngol* 1994;30(1):1-10.

Wyllie R. Foreign bodies in the gastrointestinal tract. *Curr Opin Pediatr* 2006;18(5):563-4.

Yalçin S, Karnak I, Ciftci AO *et al*. Foreign body ingestion in children: an analysis of pediatric surgical practice. *Pediatr Surg Int* 2007;23(8):755-61.

18 Hemorragia Digestiva Baixa

Olga Maria Garcia Ferreira

OBJETIVO
Ao final do treinamento especificado nesse capítulo, o médico não especialista deve estar apto a reconhecer a ocorrência de uma hemorragia digestiva baixa, prover suporte clínico com aferição de sinais vitais, estabilização hemodinâmica e procedimentos terapêuticos iniciais para encaminhamento ao serviço especializado, com menor risco possível ao paciente.

INTRODUÇÃO
A hemorragia digestiva baixa (HDB) é aquela que se origina abaixo do ângulo de Treitz, manifesta-se através de melena ou enterorragia, dependendo da altura e intensidade do sangramento.

Esse é o sintoma apresentado por cerca de 0,3% das crianças que procuram atendimento em uma emergência pediátrica. Crianças de todas as faixas etárias podem apresentar o quadro. Felizmente, na grande maioria das crianças que procuram atendimento de emergência, a causa do sangramento é uma afecção orificial benigna e autolimitada.

A hemorragia digestiva baixa em crianças é mais frequente que a decorrente do trato superior (antes do ângulo de Treitz), pode variar de maciça à microscópica e, inclusive, levar a comprometimento hemodinâmico do paciente. Em razão da variedade de causas prováveis de HDB nas crianças, é importante se obter uma história detalhada do paciente, com antecedentes, doenças de base, ingestão de medicamentos ou alimentos etc. Um exame físico detalhado é fundamental, com atenção aos sinais vitais, palidez, cianose, perfusão, exame físico geral e proctológico, mensuração da perda sanguínea (se possível) e consequente tratamento, com a urgência necessária para cada paciente.

QUADRO CLÍNICO
O quadro clínico da hemorragia baixa caracteriza-se pela presença de enterorragia e, algumas vezes, de melena.

Na abordagem inicial, é importante quantificar o sangramento e as condições clínicas do paciente. Deve-se fazer uma anamnese criteriosa, caracterizar o tempo de sangramento, principais sinais clínicos e as causas prováveis, com atenção à faixa etária, para facilitar o diagnóstico. É importante questionar o uso de medicamentos que podem contribuir para o sangramento (como uso de anti-inflamatórios, anticoagulantes, corticoides e antibióticos). Um exame físico cuidadoso, com atenção aos sinais vitais, palidez, cianose, perfusão periférica e sinais de choque (Quadro 18-1).

Se o paciente apresentar sinais de choque, deve-se, primeiro, tratar o mesmo, obtendo-se acesso venoso adequado e tentar estabilizar o paciente. Após estabilização hemodinâmica, deve-se dar sequência à investigação através de história clínica detalhada, exames complementares, antecedentes.

Hematoquezia é o termo utilizado para designar a presença de sangue com cor vermelha viva misturado com as fezes. Distingue-se de melena, em que as fezes apresentam sangue que foi alterado pela flora intestinal, tendo, por isso, uma aparência negra. Frequentemente leva os pais a procurarem atendimento de emergência. Quando o estado geral é bom, e a criança não apresenta alterações hemodinâmicas, a principal hipótese diagnóstica é uma patologia orificial (fissura, pólipo ou hemorroida).

Os exames complementares poderão ser realizados na admissão para avaliar perdas sanguíneas e alterações metabólicas e, a seguir, para diagnóstico etiológico da enterorragia.

Quadro 18-1. Avaliação clínica inicial

História clínica
▪ Tempo de queixa ▪ Sinais e sintomas principais (melena, enterorragia) ▪ Avaliar afecções de base ▪ Uso concomitante de medicações (AINES, anticoagulantes)
Exame físico
▪ Estado geral ▪ Presença de palidez cutâneo-mucosa, cianose, má perfusão periférica ▪ Mensuração de perda sanguínea ▪ Aferição da pressão arterial e frequência cardíaca ▪ Exame abdominal completo para avaliar dor, trânsito, presença de tumorações, visceromegalias etc. ▪ Exame proctológico
Mensuração de perda sanguínea
▪ Leve ▪ Moderada ▪ Maciça
Exames laboratoriais
▪ Hb, Ht, plaquetas, coagulograma, tipagem sanguínea

Há grande variedade de causas de hemorragia digestiva baixa em crianças e a etiologia do sangramento varia de acordo com a faixa etária, sendo importante dividir as causas de sangramento por idade:

1. Recém-nascido:
   - Doença hemorrágica do RN.
   - Úlcera de estresse.
   - Enterocolite necrosante.
   - Fissura anal.
   - Volvo intestinal.
   - Sangue materno deglutido.
   - Intolerância à proteína do leite de vaca.
   - Coagulação intravascular disseminada.
   - Hiperplasia linfoide.
   - Divertículo de Meckel.
2. Lactente:
   - Intolerância à proteína do leite.
   - Fissura anal.
   - Malformação vascular.
   - Invaginação intestinal.
   - Volvo de intestino médio.
   - Duplicação intestinal.
   - Polipose juvenil.
   - Diarreia infecciosa.
   - Coagulopatia.
   - Divertículo de Meckel.
   - Hiperplasia nodular linfoide.
   - Trauma abdominal.
   - Ingestão de corpo estranho.

3. Crianças de 2 a 6 anos:
   - Duplicação intestinal.
   - Diarreia infecciosa.
   - Fissura anal.
   - Invaginação intestinal.
   - Púrpura.
   - Divertículo de Meckel.
   - Síndrome hemolítico-urêmica.
   - Hiperplasia linfoide.
   - Doença de Crohn.
   - Colite pseudomembranosa.
   - Coagulopatia.
   - Malformação vascular.
   - Polipose familiar.
   - Polipose juvenil.
   - Retocolite ulcerativa.
   - Hemorroidas.
   - Trauma.
   - Parasitoses.
4. Crianças com mais de 6 anos e adolescentes:
   - Colites.
   - Diarreias infecciosas.
   - Pólipos.
   - Divertículo de Meckel.
   - Trauma.
   - Malformações vasculares.
   - Púrpuras.
   - Colite ulcerativa.
   - Doença de Crohn.
   - Hemorroidas.
   - Corpo estranho.
   - Colite pseudomembranosa por antibióticos.
   - Coagulação intravascular disseminada.
   - Neoplasias.
   - Anti-inflamatórios não esteroides.

É importante conhecer especificidades na apresentação clínica de algumas causas de HDB:

- *Fissura anal:* é muito comum nos RNs e lactentes, e diagnosticada com inspeção anal e toque retal. É a causa mais frequente de sangramento baixo. Embora possa haver o relato dos pais de um grande volume de sangramento, a criança se apresenta em ótimo estado geral, sem alterações hemodinâmicas e sem anemia. A característica principal é o sangramento com as fezes (muitas vezes laivos de sangue misturados). A criança pode não estar constipada.
- *Enterocolite necrosante:* afeta uma minoria dos RNs, principalmente os prematuros, com baixo peso ao nascer, sepse, policitemia, mas pode ser uma emergência gastrintestinal, por hipotermia, hipotensão e hipóxia, que predispõem à isquemia intestinal.
- *Enterocolite da doença de Hirschsprung:* 10 a 30% do pacientes com megacólon congênito podem apresentar enterocolite com enterorragia.
- *Intolerância ao leite de vaca:* ocorre, geralmente, em lactentes submetidos a desmame precoce. Pode cursar com diarreia com sangue, que às vezes é intensa.
- *Diarreias infecciosas:* são comuns na infância e podem ser causadas por vírus, bactérias e parasitas, sendo que as bactérias são as que causam mais lesões na mucosa intestinal e inflamação na submucosa.
- *Hiperplasia nodular linfoide:* ocorre, com maior frequência, no lactente e geralmente está relacionada com intolerância à proteína do leite ou após doenças infecciosas, caracterizando-se por

aumento do sistema linfoide do intestino grosso. O sangramento às vezes é grande e recidivante. É necessário investigação direcionada, modificações dietéticas e, às vezes, medicamentos.
- *Intussuscepção:* frequente nos dois primeiros anos de vida (as idiopáticas). Apresenta-se como dor abdominal, distensão, cólicas e vômitos, seguidos de fezes sanguinolentas ("geleia de morango"). Em crianças acima de 2 anos, deve-se procurar um agente etiológico facilitador da invaginação.
- *Púrpura de Henoch-Schönlein:* de origem imunológica ou infecciosa. Manifesta-se com dor abdominal, cólicas, náuseas ou vômitos ou sangramento gastrintestinal. Pode causar invaginação intestinal, em geral ileocecal, e sangramento importante.
- *Síndrome hemolítico-urêmica:* decorre, em geral, de diarreia grave, causada mais frequentemente por *E. coli* êntero-hemorrágica. É acompanhada por trombocitopenia, anemia hemolítica e IRA. A hemorragia digestiva pode ser acentuada.
- *Doença de Crohn e retocolite:* podem manifestar-se antes dos 20 anos. Apresentam-se como dor abdominal com ou sem sangramento, perda de peso e déficit de crescimento. Sangramento mais intenso é mais comum na retocolite, como também o megacólon tóxico. O diagnóstico é feito por endoscopia. O tratamento é clínico, com corticoide e sulfassalazina e derivados, além de suporte nutricional.
- *Pólipos juvenis:* ocorrem, geralmente, entre 4 e 5 anos de idade, são indolores e caracterizam-se por fezes com raias de sangue. São lesões hamartomatosas com baixo potencial maligno. Pode ocorrer prolapso do pólipo. A maioria é encontrada no retossigmoide, seguida do cólon transverso e cólon direito. Diagnóstico por toque retal ou colonoscopia.
- *Doenças hereditárias poliposas com potencial maligno, como:* polipose múltipla familiar, síndrome de Peutz-Jeghers, que devem ser acompanhadas e monitorizadas segundo protocolos. A colonoscopia é a ferramenta principal para o diagnóstico e tratamento.
- *Divertículo de Meckel:* remanescente do ducto onfalomesentérico, situa-se a 60 cm da válvula ileocecal, no íleo. Apresenta tecido ectópico em aproximadamente 50% dos casos, geralmente mucosa gástrica. O diagnóstico pode ser feito por cintilografia com tecnécio-99, com sensibilidade de 60%. Na vigência de sangramento maior que 0,1 mL/min, pode-se realizar cintilografia com tecnécio-99 com hemácias marcadas. O tratamento é cirúrgico.
- *Volvo de intestino médio:* geralmente em crianças com má rotação intestinal e mesentério único, que facilita a torção e posterior isquemia e necrose. Quadro clínico de vômito, enterorragia e sinais de obstrução intestinal. Pode haver necrose extensa de alças intestinais, que requerem ressecção ampla com posterior síndrome do intestino curto.
- *Duplicação jejunoileal:* pode apresentar mucosa ectópica, geralmente gástrica, que facilita o sangramento ou causa invaginação intestinal, que pode cursar com enterorragia. O diagnóstico geralmente é cirúrgico.
- *Malformações vasculares:* podem ser hemangiomas ou malformações vasculares complexas. Pode ocorrer sangramento agudo ou crônico. A localização pré-operatória é difícil e, geralmente, envolve investigação diagnóstica extensa. Tratamento não cirúrgico utiliza vasopressina ou octreotide, embolização, eletrocoagulação endoscópica, fotocoagulação e *laser*. A ressecção cirúrgica deve preservar a continência e evitar síndrome do intestino curto.

EXAMES COMPLEMENTARES PARA O DIAGNÓSTICO
Exames complementares para caracterização da causa e sítio do sangramento são importantes, mas, muitas vezes, requerem preparo e estrutura de maior complexidade:
- *Anuscopia*: para os casos suspeitos de doenças orificiais. Muitas vezes a simples inspeção do ânus pode revelar a presença de fissura, acompanhada ou não de um plicoma.
- *Radiografia de abdome*: na suspeita de enterocolite.
- *Ultrassonografia de abdome*: na suspeita de invaginação intestinal.
- *Colonoscopia*: procedimento diagnóstico de escolha, mas depende da possibilidade de preparo intestinal. Permite diagnóstico e, muitas vezes, tratamento, devendo, se possível, ser realizada em até 24 horas após a admissão do paciente, nos casos mais graves. Nos casos sem alteração hemodinâmica devem ser realizados eletivamente, a critério do especialista.
- *Cintilografia com hemácias marcadas com Tc-99 m*: sensibilidade de 90 a 98% para avaliar sangramento ativo. Difícil mostrar local correto do sangramento (erro de 60%). É um exame não invasivo

e que não requer preparo do paciente. Pode servir de indicador para ressecção cirúrgica ou para angiografia. Pouco eficiente em crianças.
- *Arteriografia*: para os casos de sangramento intenso, que não permite colonoscopia. Contraindicada em pacientes com insuficiência renal ou com insuficiência coronariana. Risco de infarto intestinal. Além de seu papel diagnóstico, oferece possibilidades terapêuticas via vasoconstrição farmacológica ou microembolização seletiva, podendo reduzir a necessidade de ressecção cirúrgica. Raramente necessário em crianças.
- *Enteroscopia*: usada quando métodos tradicionais não diagnosticaram o local do sangramento, com sucesso de 55 a 70%, para sangramento obscuro de intestino delgado, não sendo indicada para sangramentos colônicos em razão do diâmetro mais largo do mesmo, trânsito mais lento e vida limitada da bateria.

CONDUTA INICIAL

Na entrada da criança com sangramento digestivo baixo no pronto-atendimento, é importante atentar à necessidade de intervenção imediata, com um exame clínico inicial com foco principal nas condições clínicas do paciente, pois dependendo da intensidade e duração do sangramento, a prioridade é a manutenção dos sinais vitais, reposição volêmica e correção da anemia para, em seguida, ou concomitantemente, fazer uma história detalhada com a família e a criança, para se chegar ao diagnóstico etiológico e tratamento adequado.

Lembrar que, nos casos de fissura, o relato dos pais de um volume de sangramento intenso não corresponde ao excelente quadro clínico geral que a criança apresenta no momento. Uma gota de sangue no vaso sanitário pode dar a falsa impressão de um volume enorme de sangramento.

Palidez, hipotensão e taquicardia são decorrentes de sangramento volumoso e requerem reposição de volume imediata com veia periférica ou central, ou intraóssea, se necessário. A reposição sanguínea deverá ocorrer se houver indicação (perdas sanguíneas). Perdas menores que 10% da volemia necessitam de vigilância, apesar de não apresentarem sinais de descompensação. Perdas superiores a 30% da volemia caracterizam um choque descompensado, com provável indicação de transfusão de concentrado de hemácias, 10 mL/kg, para tentar elevar o hematócrito para 30%.

O débito urinário deve ser de, no mínimo, 1 a 2 mL/kg/hora. Deve-se passar sonda vesical nas crianças em choque.

TRATAMENTO

O tratamento de fissuras e hemorroidas na infância é conservador. É importante tranquilizar os familiares, principalmente no caso de RNs, explicando que a afecção é autolimitada e pode ser conduzida ambulatorialmente.

No tratamento, a observação clínica e laboratorial sistematizada é fundamental. Deve-se monitorizar frequência cardíaca, frequência respiratória, temperatura, pressão arterial, PVC, diurese e nível de consciência.

É importante, também, a monitorização laboratorial com dosagem periódica de hemoglobina, hematócrito, tempo de protrombina, plaquetas, tempo de tromboplastina parcial e função renal e hepática. Outros exames laboratoriais podem ser necessários, dependendo da patologia de base do paciente.

Alguns medicamentos podem ser usados como tratamento adjuvante no manejo de sangramento, de forma cautelosa e titulados conforme resposta do paciente (Quadro 18-2).

A seguir, procede-se à colonoscopia ou retossigmoidoscopia para diagnóstico e, às vezes, tratamento (para pólipos sangrantes, por exemplo, doença inflamatória do intestino, polipose, malformação vascular).

A arteriografia é indicada se o diagnóstico não é estabelecido pela cintilografia ou colonoscopia.

Nos casos de intolerância ao leite de vaca, o tratamento é a dieta com retirada da proteína do leite.

Algumas doenças necessitam de investigação etiológica específica, para tratamento adequado:

Quadro 18-2. Medicamentos usados no manejo da HDB

Vasopressina
▪ Vasopressina: 0,002 a 0,005 U/kg/min. Pode aumentar até 0,01 U/kg/min ▪ Dose máxima 20 U/dose, diluída em 2 mL/kg de SG a 5% ▪ Administrar em 10 a 20 minutos ▪ Efeitos colaterais: tremores, sudorese, dor abdominal, náuseas, vômitos e urticária. Cuidado com a possibilidade de efeito vasoconstritor em outros locais
Octreotide
▪ Reduz o fluxo sanguíneo esplâncnico através da inibição dos hormônios vasoativos ▪ Uso endovenoso ou subcutâneo ▪ IV – 0,5 a 1 µg/kg, seguido de 0,5 µg/kg/hora, com aumento gradual até 2 µg/kg/hora, caso o sangramento persista. Quando necessário, pode aumentar a dose a cada 3 dias, não ultrapassando 1.500 µg/dia
Vitamina K
▪ Usado para corrigir anormalidades de coagulação (p. ex.: tempo de protrombina alterado) ▪ Dose usual: 5 a 10 mg IM – dose máxima: 10 a 20 mg/dose ▪ Em RNs: inicia-se com 2 mg, podendo repetir uma dose. Não exceder 5 mg em RN
Inibidores de bombas de prótons
▪ Omeprazol 0,5 a 1 mg/kg/dia a cada 12 horas ▪ Uso IV ou VO ▪ Efeitos colaterais: mialgia, confusão mental
Inibidores de H_2
▪ Ranitidina: 1 a 2 mg/kg/dia a cada 8 horas, seguido de 2 a 4 mg/kg/dia VO a cada 12 horas ▪ Uso IV ou oral

- *Gastrenterocolites:* necessitam de investigação com coprocultura e parasitológico de fezes para detectar a causa, que pode necessitar de tratamento específico.
- *Sangramento crônico oculto:* pode ser ocasionado por pólipos, divertículo de Meckel, colite por alergia ao leite de vaca ou doença inflamatória do intestino. Nesses casos aparece uma anemia ferropriva e deve-se investigar a causa e tratá-la.
- *Algumas doenças podem apresentar seu primeiro sinal clínico como enterorragia, tais como:* púrpura trombocitopênica, síndrome hemolítico-urêmica, doenças inflamatórias intestinais, tuberculose, estrongiloidíase, oxiuríase, esquistossomose, leiomiomas do intestino, polipose, hemangiomas, sangue deglutido, colite pseudomembranosa associada ao uso de antibióticos, corpo estranho e neoplasias.

A embolização é utilizada para malformações vasculares não cirúrgicas.

A fotocoagulação com *laser* é utilizada nas malformações vasculares anorretais.

BIBLIOGRAFIA

Alves PRA, Sakai P. Consenso Brasileiro em Endoscopia Digestiva da Sociedade Brasileira de Endoscopia Digestiva. *GED* 2002;21:33-42.

Balachandran B, Singhi S. Emergency management of lower gastrointestinal bleed in children. *Indian J Pediatr* 2013;80:219-25.

Carvalho WB, Hirscheimer MR, Matsumoto T. Hemorragia digestiva. *Terapia Intensiva Pediátrica* 2006;62:1107-24.

Fearnhead NS. Acute gastrointestinal bleeding. *GI Emerg* 2010;35:164-7.

Gayer C, Chino A, Lucas C *et al.* Acute lower gastrointestinal bleeding in 1112 pacients admitted to an urban emergency medical center. *Surgery* 2009;146;600-7.

Lee EW, Laberge JM. Differencial diagnosis of gastrointestinal bleeding. *Tech Vasc Intervencional Rad* 2005;7:112-22.

Romero LM, Montes MA, Montes SV, Vizcaíno AA. Hemorragia digestiva baja: revision. *Revista de Posgrado de la Via Cátedra de Medicina* 2006;156:19-23.

Sahn B, Bitton S. Lower gastrointestinal bleeding in children. *Gastrointest Endoscopy Clin N Am* 2016;26:75-98.

Silva LR. Hemorragia digestiva. *Pronto Atendimento em Pediatria* 2000;19:267-84.

Strate LL. Lower GI bleeding: epidemiology and diagnosis. *Gastroenterol Clin N Am* 2005;34:643-64.

Yi WS, Vegeler R, Hoang K *et al.* Watch and wait: conservative management of lower gastrointestinal bleeding. *J Surg Research* 2012;177:315-19.

19 Urgências Pediátricas em Otorrinolaringologia

Marco Antonio dos Anjos Corvo ▪ Julia Maria Olsen
Ana Carolina Cassanti ▪ Stefano Bacco Amade
Mariana Vendramini Castrignano de Oliveira

INTRODUÇÃO

As urgências cirúrgicas em otorrinolaringologia na população pediátrica são inúmeras e, naturalmente, muito distintas entre si. Cada um dos subitens poderia ser foco de um capítulo isolado, tamanha complexidade e riqueza de informações de que se dispõem atualmente. Dessa maneira, foram sintetizadas as informações para que, ao final do capítulo, o leitor possa ser capaz de identificar os quadros emergenciais pelo quadro clínico, iniciar a pesquisa em propedêutica armada e orientar a terapêutica dirigida precoce antes do atendimento otorrinolaringológico de referência.

CORPO ESTRANHO

Os corpos estranhos em otorrinolaringologia são causas de frequentes consultas médicas, podendo corresponder a cerca de 11% das emergências da especialidade, particularmente na população pediátrica.[1-3] As complicações podem atingir 22%, na maioria das vezes são simples, mas podem ser graves como perfurações timpânicas, epistaxe volumosa ou até mesmo aspirações brônquicas.[3] De acordo com sua natureza, podem-se classificar em:[3,4]

- *Corpos estranhos inanimados:* os tipos de objetos que podem ser encontrados incluem desde pedaços de algodão, frutos de uso de hastes flexíveis de algodão, até pequenas miçangas, brincos, peças pequenas de brinquedos, tampas de canetas, contas de colares, moedas, pequenas baterias, sementes de acupuntura, sementes de milho, feijão, entre outros. Naturalmente, qualquer objeto de pequenas dimensões que caibam no conduto auditivo ou nas fossas nasais podem ser potencialmente inoculados nessas cavidades, voluntariamente ou não. São mais comuns em não lactentes, em idade suficiente para conseguir manipular objetos pequenos com mínima destreza. Ainda assim, estudos admitem que 75% dos casos de corpos estranhos em orelha são encontrados em crianças com menos de 8 anos de vida.[5-7] Dependendo da faixa etária e da verbalização individual, o próprio paciente pode referir a inoculação do objeto em conduto auditivo ou no nariz. Outras vezes, por medo de repreensão familiar e por não causar sintomas dolorosos imediatos, tampouco sangramento, podem ser achados em exame de rotina.
- *Corpos estranhos animados:* compreendem pequenos insetos, baratas, formigas e aranhas que adentram as cavidades e que, por suas dimensões, se aprisionam. Tais eventos são mais comuns durante os meses quentes de verão, e ocorrem, frequentemente, à noite, durante o sono. São comuns relatos de pacientes que dormiam no chão frio (como forma de combater o calor excessivo), o que facilita a entrada dos insetos no conduto externo. Corpos estranhos animados nas fossas nasais e vias aéreas superiores são muito raros pelo reflexo imediato de expulsão por expiração forçada ou deglutição do inseto. Da mesma forma, em boca e cavidade oral, o inseto é prontamente deglutido, sem grandes repercussões, pois é digerido no sistema digestório.

Corpo Estranho Otológico

Os sintomas otológicos mais comuns são abafamento da audição, dor leve e ou pequeno sangramento. A simples otoscopia permite a identificação do objeto e a confirmação diagnóstica.[3] Quando da presença de corpo estranho animado na orelha, o quadro clínico em geral é mais exuberante e inclui otalgia súbita, de moderada à forte intensidade, acompanhada de ruídos intensos no lado afetado e a nítida sensação de corpo estranho se movimentando dentro do conduto auditivo. Dependendo do inseto, pode haver otorragia e plenitude auricular (abafamento da audição). São raros em lactentes e crianças na primeira infância pela dimensão muito restrita do conduto, mas nestes o quadro clínico é inespecífico e caracterizado por quadro súbito de choro persistente e manipulação do ouvido.

Técnica de remoção

- Seja por lavagem com soro/água morna, ou pelo uso de pequenas pinças delicadas e curetas, sugere-se *expertise* direcionada para evitar consequências iatrogênicas de perfuração timpânica ou laceração de conduto.
- Quando da presença de grãos em geral, principalmente de leguminosas como feijão, o uso de água pode hidratar o corpo estranho, o que triplica seu volume e dificulta ainda mais a remoção. Para esses casos, pode-se tentar, inicialmente, a manipulação com cureta e pinça delicada jacaré, mas, igualmente, devem-se evitar tentativas excessivas com material inadequado ou destreza insuficiente, pois o edema excessivo e o sangramento de conduto dificultarão a remoção do objeto.
- Quando da presença de insetos, caso o mesmo ainda esteja se movimentando durante a otoscopia, a conduta inicial deve ser o gotejamento de vaselina líquida ou óleo de cozinha no conduto auditivo, para que o inseto, por asfixia, pare de se debater contra a membrana timpânica e o conduto externo. A simples paralisia do corpo estranho aliviará, instantaneamente, o sofrimento do paciente, permitindo calma e tranquilidade ao ser encaminhado a serviço otorrinolaringológico de referência. O tratamento definitivo de escolha deve ser a lavagem de ouvido com soro ou água morna, mas sempre após a imobilização do corpo estranho animado.
- Não se recomenda a remoção com pinças ou curetas para corpos estranhos profundos pela proximidade do tímpano e pelo risco de perfuração e piora do quadro clínico e do sofrimento do paciente.

Em casos de perfuração timpânica ou outras complicações locais, a proteção auricular contra a entrada de água é primordial e o especialista deverá conduzir o tratamento da maneira adequada.

Corpo Estranho Nasal

No caso do nariz, os sintomas são de obstrução nasal e/ou instalação súbita de um ruído inspiratório, sangramento e, igualmente, dor leve.[3] A rinoscopia anterior pode ou não permitir a visualização do objeto, mas muitas vezes deve ser realizada uma nasofibroscopia.

Radiografia simples de seios da face pode identificar o objeto no nariz principalmente quando este for metálico, mas pode apresentar um falso-negativo se o corpo estranho apresentar outra composição.

Não são raros os casos tardios de identificação do corpo estranho nasal. Diferentemente do que ocorre na orelha, em que o corpo estranho pode perdurar por longos períodos com sintomas muito discretos ou de maneira assintomática, a presença de um corpo estranho nasal promove um quadro clínico de rinorreia purulenta e odor fétido nasal unilateral. Frequentemente os casos são tratados como rinossinusites, que melhoram com tratamento com antibiótico, mas que recidivam alguns dias após o ciclo do tratamento terminado. Essa história de recrudescência da rinorreia unilateral, a ausência de febre ou outros sinais sistêmicos de infecção, como adinamia e inapetência encontrados em rinossinusites, sugerem o diagnóstico do corpo estranho nasal.

Algumas particularidades devem ser consideradas para o corpo estranho nasal:

- A localização mais frequente de impactação é no assoalho da fossa nasal, abaixo do corneto inferior, ou logo à frente da concha média.[4]
- Em se tratando de uma via aérea, e pelo risco iminente de deslocamento do objeto e aspiração ou sufocação em via aérea baixa, os corpos estranhos nasais são potencialmente mais graves.
- Os grãos de leguminosas imediatamente se hidratam em contato com o muco nasal, podendo piorar os sintomas de dor e obstrução nasal ao longo das horas de aprisionamento.

Técnica de remoção
- Se a criança tiver idade e/ou compreensão suficiente, deve-se solicitar simplesmente para que assoe o nariz com força, bloqueando a narina contralateral simultaneamente.[8]
- Em caso de insucesso, recomenda-se o uso de material especial em formato de gancho curvo,[8] denominado "pinça de Itard", anexada a aspirador, o que raramente se encontra em um ambiente de trabalho não otorrinolaringológico. Tentativas de retirada com material inadequado para a remoção pode dificultar ou introduzir ainda mais o objeto para o nariz. São absurdamente comuns relatos de tentativas de remoção por familiares e piora e afundamento do corpo estranho ou sangramento.

> A presença de um corpo estranho nasal promove um quadro clínico de rinorreia purulenta e odor fétido nasal unilateral.

Corpo Estranho de Boca e Orofaringe
Os corpos estranhos de boca e faringe são incomuns, uma vez que, reflexamente, são deglutidos e, caso não sejam incorporados ao bolo alimentar, transformam-se em corpo estranho esofágico ou gastrintestinal. Objetos não cortantes raramente se impactam em faringe justamente pelo eficiente mecanismo de deglutição da musculatura, salvo em casos com doença neurológica de base (raro em população pediátrica). A maior parte dos casos de corpos estranhos em boca ou faringe envolvem alimentos com porções afiadas, como ossos e espinhos de peixe, espinhos de frutos. Geralmente são raros até os 24 meses de vida, faixa etária que ainda não tem hábito de ingestão de peixes ou alimentos potencialmente afiados.[9]

Outras possibilidades são de objetos inorgânicos, como alfinetes de roupas, alfinetes de fraldas (mais raro, pelo uso de faldas descartáveis) e fragmentos de brinquedos.

O quadro clínico envolve dor súbita e odinofagia pela perfuração da mucosa oral ou de faringe durante tentativa de deglutição, facilmente identificada por crianças com comunicação social estabelecida. Nos lactentes e crianças mais jovens, outros sinais são de choro persistente, sialorreia/disfagia (pela dor), tosse persistente, com ou sem dispneia, seguida da repulsa alimentar. Deve-se estar atento a possíveis quadros de desidratação que rapidamente possam se originar nessa faixa etária.

Técnica de remoção
- Tudo depende do local de impactação do corpo estranho. O local mais frequente em cavidade oral e orofaringe é o no polo inferior das tonsilas. Isso se deve ao complexo e delicado movimento da deglutição, que direciona o bolo alimentar para essa região. O exame físico detalhado e a procura ativa por objetos nessa região por oroscopia simples facilita a identificação e a remoção do corpo estranho.
- Indica-se o uso de pinças longas de preensão, como a pinça Magill, associado a abaixador de língua e iluminação direta.

> O local mais frequente de impactação de espinhas de peixe ou objetos pontiagudos em cavidade oral e orofaringe é o no polo inferior das tonsilas.

Corpo Estranho de Hipofaringe e Laringe
São raros uma vez que a maior parte dos objetos impacta-se na boca ou orofaringe. Além disso, o reflexo neurológico da tosse na glote e subglote geralmente desloca o corpo estranho para fora da via aérea.

Os sintomas são de tosse e odinofagia, de instalação imediata. Em casos de maior janela de duração, a presença do corpo estranho nessa região torna-se potencialmente grave tanto pelo possível deslocamento para a via aérea e consequente sufocação emergencial do paciente, quanto pelo possível foco inflamatório seguido de infeccioso nos espaços profundos do pescoço (quando febre, sinais flogísticos cervicais, dor cervical externa e disfagia grave podem estar presentes).

Técnica de remoção

- Caso ultrapasse a região de boca e orofaringe, o exame físico a olho nu passa a ser insuficiente para a identificação do objeto, sendo necessária uma laringoscopia, seja com o paciente acordado ou sob sedação, seja por fibra rígida ou fibra flexível, quiçá por endoscopia/broncoscopia.
- A instalação imediata do jejum se faz necessária até a definição da conduta e remoção pela possível necessidade de sedação do paciente.

Casos Especiais

- *Pilhas e baterias:* independentemente de sua localização, relatos de inoculação de baterias ou pilhas devem ser sempre "urgenciados" pelo risco de vazamento de líquidos corrosíveis e lesão ou necrose de estruturas adjacentes. Devem, portanto, ser de tratamento imediato e removidos urgentemente, com ou sem sedação de acordo com a necessidade.
- *Miíase:* pacientes psiquiátricos, acamados, neurológicos ou mesmo moradores de zonas rurais podem apresentar a persistência dos insetos por longo tempo dentro do conduto, permitindo a deposição de ovos e o desenvolvimento de larvas de insetos em orelha externa, orelha média e adjacências (miíase). Em pacientes com baixo nível de consciência, o quadro de base muitas vezes obscurece os sintomas mais simples de serem constatados como otalgia, plenitude auricular/abafamento da audição e sensação de movimentos dentro do ouvido. Na maior parte das vezes nestes casos, o diagnóstico vem pelo relato dos cuidadores de saída de larvas pelo ouvido. O diagnóstico é confirmado pela otoscopia simples, com a visualização de otorreia e larvas movimentando-se, com ou sem erosão de estruturas otológicas. A conduta inicial deve ser de administração sistêmica de ivermectina oral à dose de 200 até 300 µg/kg, e encaminhamento ao serviço de otorrino de referência para limpeza e extração das larvas.[2] Casos mais graves que incluem perfuração timpânica e desenvolvimento de larvas dentro da orelha média podem exigir exame tomográfico das mastoides como preparo de uma limpeza cirúrgica adicional.[2]

Outras Considerações

Deve-se lembrar que, muitas vezes, a imobilização do paciente é insuficiente para permitir a remoção sem os riscos iatrogênicos acima citados, necessitando de sedação e remoção em centro cirúrgico.

As orientações aos pais e cuidadores, para dificultar o acesso do paciente aos pequenos objetos, e igualmente da criança (quando em idade adequada) para não repetir a inoculação voluntária, devem ser prerrogativa ao final do atendimento.

ABSCESSO PERIAMIGDALIANO

O abscesso periamigdaliano ou abscesso peritonsilar (APT) é caracterizado pela presença de coleção purulenta bacteriana alojada no espaço entre a cápsula amigdaliana (fáscia faringobasilar), o músculo constritor superior da faringe e o músculo palatofaríngeo, ou seja, ao redor da amígdala palatina.[10,11] Mais frequentemente atinge o polo superior da amígdala, por haver menor aderência da tonsila à loja nesse ponto. O APT é a principal causa de infecção cervical em adultos e crianças.[10] Apesar de já terem sido descritos na literatura casos em menores de 1 ano de idade,[12,13] sua incidência é incomum em recém-nascidos, lactentes e crianças jovens, sendo mais frequente em maiores de 8 anos e em adolescentes quando considerada apenas a população pediátrica.[10,14] Ainda assim, a inabilidade da criança em cooperar completamente no exame físico e no tratamento torna o manejo do APT na infância um grande desafio, seja para diagnóstico ou para o tratamento apropriado.[10]

Etiologia e Fisiopatologia

Geralmente um histórico de amigdalites de repetição é relatado, mas pode ocorrer sem histórico de primoinfecções de repetição.[10,12,13] Os microrganismos mais associados do APT são o *Streptococcus pyogenes* (Gram-positivo) e o *Fusobacterium* (dentre os anaeróbios), sendo comuns as associações de flora mista a organismos aeróbios e anaeróbios na maior parte dos casos.[10,13-15] Bactérias Gram-negativas como *Pseudomonas sp.* são descritas, embora em menor prevalência.[11]

Manifestações Clínicas

O quadro clínico do APT inclui:[10,11,13,14,16]

- Odinofagia intensa, geralmente pior de um lado e com irradiação para orelha ipsilateral.
- Dor cervical intensa.
- Disfagia e redução da aceitação alimentar, com ou sem desidratação.
- Voz abafada ou supraglótica (semelhante ao se falar com uma "batata quente na boca").
- Febre superior a 38°C, prostração e calafrios.

Além de edema e hiperemia em amígdala e região peritonsilar, com exsudato e, possivelmente, ponto de flutuação evidente, o exame físico pode, ainda, apresentar:[10,11]

- Adenopatia cervical.
- Desvio contralateral da úvula.
- Abafamento da voz.
- Trismo.

> O abscesso periamigdaliano causa abaulamento unilateral do pilar amigdaliano anterior, com deslocamento da amígdala e da úvula para o lado oposto.

Exames Complementares

- Solicitar exames laboratoriais: hemograma, VHS e Proteína C reativa (que evidenciarão quadro de leucocitose e provas inflamatórias com títulos elevados).
- Solicitar tomografia computadorizada do pescoço com contraste: na presença de quadro clínico exuberante e toxemia grave, confirmados por hemograma infeccioso e PCR muito elevada, a tomografia cervical será de grande valia para a definição da extensão da infecção aos espaços profundos do pescoço e a conduta terapêutica mais adequada. Área de baixa atenuação na tomografia é sugestiva de coleção. Crianças não cooperativas ao exame físico se beneficiam particularmente do exame na suspeita diagnóstica, tanto pelas limitações físicas quanto pela orofaringe de dimensões reduzidas (notadamente abaixo de 5 anos).[10]
- Ultrassonografia cervical transcutânea (na região da glândula submandibular) também é descrita como uma forma de constatar a presença da coleção na área peritonsilar.[10,13] Entretanto, a tomografia cervical com contraste consegue comprovar a coleção e, igualmente, delimitar sua extensão, merecendo a preferência como método de pesquisa.

Conduta

- Internar o paciente.
- Hidratação e analgesia adequadas.
- Antibioticoterapia: a escolha do antibiótico deve priorizar a cobertura para bactérias aeróbias e anaeróbias, com ênfase a Gram-positivos.[11,13] Geralmente a penicilina associada ao metronidazol ou à clindamicina é utilizada empiricamente,[11,14] sendo outras opções possíveis a amoxicilina com clavulanato e a ampicilina com sulbactam.[17] Casos mais incomuns de Gram-negativos, naturalmente resistentes à penicilina e identificados por meio de cultura de secreção, podem necessitar da troca e adequação para o uso quinolonas (ciprofloxacino) ou cefalosporinas (ceftriaxone).[17]
- O uso de anti-inflamatório hormonal endovenoso é preconizado, podendo ser utilizada a metilprednisolona na dose de 1 mg/kg/dia durante ao menos 3 dias, com doses regressivas subsequentes.[14]
- Avaliação otorrinolaringológica: apesar de serem descritos casos de melhora do quadro infeccioso com antibioticoterapia isolada,[13] o tratamento do APT exige o uso de antibioticoterapia adequada associada ao melhor método de drenagem da coleção possível para o paciente.[11,13] Três possibilidades podem ser indicadas:
  - Punção com anestesia tópica: método apropriado, somente viável em crianças cooperativas, em geral mais velhas, mas com alta taxa de recidiva, o que pode exigir incisão e drenagem futura.[10,18]

- Incisão e drenagem com anestesia tópica ou geral: método apropriado, com baixas taxas de recidiva. Em geral indicada para casos sem passado evidente de infecções recorrentes, outros casos de APT ou apneia do sono. Crianças mais jovens e não colaborativas podem exigir sedação ou anestesia geral.
- Amigdalectomia "à quente": com anestesia geral, no mesmo tempo cirúrgico já se realiza a drenagem da coleção com a remoção completa das amídalas. Deve-se considerar o nível de cooperação da criança, o passado de tonsitites infecciosas bacterianas recorrentes, hipertrofia de amídalas e apneia do sono para a escolha desse método.

- A cultura da secreção drenada e o padrão de sensibilidade são indicados para nortear adequação do antibiótico na evolução do quadro, principalmente em casos com falha da terapêutica empírica previamente instalada.[11]
- Nos casos em que apenas a drenagem foi realizada, o paciente deve ser avisado sobre a elevada taxa de recorrência do APT (de até 30%), e encaminhado para otorrinolaringologista para possível programação de amigdalectomia eletiva.

Complicações

A complicação mais comum do abscesso periamigdaliano, e motivo da urgência de seu diagnóstico e tratamento, é a extensão da coleção para o espaços adjacentes como o parafaríngeo, e dali para o espaço retrofaríngeo (chamado de espaço perigoso do pescoço), uma região que não apresenta nenhuma barreira anatômica à extensão de infecções ao mediastino superior e adjacências.[10] O tratamento correto e efetivo visa evitar complicações como:[11,19]

- Obstrução aguda de vias aéreas (notadamente em crianças menores, pelo pequeno calibre de via aérea).
- Broncopneumonia (pela ruptura do abscesso e aspiração do conteúdo purulento).
- Mediastinite.
- Aneurisma de carótida.
- Trombose do seio cavernoso.
- Abscesso epidural.

Todas as complicações citadas apresentam alta taxa de morbimortalidade, o que justifica a preocupação de serem evitadas a qualquer custo.[10]

MASTOIDITE AGUDA

A mastoidite aguda (MA) define-se como a inflamação das células e do periósteo da mastoide. Ela é a complicação mais comum da otite média aguda e ocorre com maior frequência em crianças com menos de 2 anos.[20,21]

Etiologia e Fisiopatologia

A MA é uma doença de etiologia bacteriana. O principal agente envolvido na MA é o *Streptococcus - pneumoniae*.[20,22-24] Outros agentes, como *Haemophilus influenzae, Moraxela catarrhalis, Streptococcus pyogenes, Staphylococcus aureus* e *Pseudomonas aeroginosa* também podem causá-la.[20,22-24] Estudos em países desenvolvidos têm mostrado aumento da participação de bactérias resistentes a diversos antibióticos.[22-24]

Inicialmente, há alteração da função ciliar e exsudação de conteúdo seroso na orelha média e transformação do exsudato em secreção purulenta. Ocorre inflamação da mucosa da orelha média e do mucoperiósteo (periostite), que se tornam espessados e hiperemiados. O quadro pode evoluir para osteíte e tromboflebite, com dissolução das septações da mastoide e formação de uma cavidade coalescente. Pode ocorrer ruptura do córtex da mastoide, com extravasamento da secreção purulenta e formação de abscesso subperiosteal.[20,22,23]

O processo inflamatório pode estender-se para locais adjacentes à mastoide, causando complicações como abscesso de Bezold (extensão do abscesso para a ponta da mastoide e região cervical), labirintite, paralisia facial periférica, meningite, abscesso cerebral e tromboflebite do seio lateral.[20,22,25]

Manifestações Clínicas

O diagnóstico da MA é clínico. A anamnese e o exame físico completos e cuidadosos são imprescindíveis.[20,21]

Os principais sintomas apresentados são febre e otalgia. Os principais sinais apresentados são hiperemia e edema retroauricular. Também pode haver protrusão da orelha e ponto de flutuação retroauricular. A membrana timpânica encontra-se hiperemiada e espessada, podendo estar abaulada ou perfurada, e pode haver presença de líquido na orelha média ou otorreia purulenta.[20,21]

É fundamental avaliar o estado geral da criança e a presença de alterações neurológicas, que sugerem a presença de complicações intracranianas.[20-22]

As crianças com mais de 2 anos de idade podem ter uma evolução mais insidiosa e chegar mais tardiamente ao serviço de saúde.[22]

> Os principais sintomas da mastoidite aguda são febre e otalgia, com edema/hiperemia retroauricular e, classicamente, com protrusão do pavilhão auricular anteriormente.

Exames Complementares

- Solicitar exames laboratoriais: hemograma, VHS e proteína C reativa.[20,22]
- Coletar secreção e enviar para cultura e antibiograma (nos pacientes com otorreia ou naqueles submetidos à miringotomia).[20,22-24]
- A solicitação de tomografia computadorizada (TC) para todos os pacientes com MA é controversa.[21,23,25] Atualmente, há preocupação em diminuir a exposição das crianças à radiação.[21,23] A TC deve ser realizada nos casos em que há alterações neurológicas, comprometimento do estado geral, suspeita de colesteatoma ou quando não há melhora após 48 a 72 horas com tratamento clínico.[21,23,25] A TC pode ser postergada nos pacientes com bom estado geral e sem suspeita de complicações intracranianas.[21]

Conduta Inicial

- Internar o paciente.
- Iniciar antibióticos endovenosos de amplo expectro (cefalosporina da segunda ou terceira geração associada a clindamicina ou metronidazol). A antibioticoterapia deve ser revista após o resultado da cultura e antibiograma.[20,21,23,24]
- Prescrever analgesia.
- Solicitar os exames complementares necessários para cada caso.[21]
- Solicitar avaliação da otorrinolaringologia em todos os casos. Em alguns casos pode ser necessária a realização de miringotomia, com ou sem colocação de tubo de ventilação.[21,23] Os casos com abscesso subperiosteal necessitarão de drenagem percutânea ou de mastoidectomia.[21]
- Solicitar avaliação da neurologia quando houver suspeita de complicações intracranianas.[20,21]

EPISTAXE EM CRIANÇAS

A epistaxe é definida como o sangramento causado por comprometimento da integridade mucosa da cavidade nasal e dos seios paranasais e/ou na rinofaringe.[26-28] Configura a emergência mais comum em otorrinolaringologia e tem distribuição bimodal, sendo a maioria dos casos pediátricos, e ocorrendo antes dos 10 anos de idade, especificamente entre 3 e 8 anos.[26,27,29-31] Na faixa etária inferior a 2 anos, a doença é muito incomum, com incidência estimada de 15,9 casos a cada 10.000 crianças, sendo ainda mais raro abaixo de 1 ano de idade (1,19 a 1,93 a cada 10.000 crianças).[28,29,32-34]

Estima-se que até 60% das crianças podem apresentar um episódio de epistaxe antes dos 10 anos.[31,34,35] No entanto, uma pequena quantidade dos sangramentos nasais (6 a 14% dos casos) resulta em procura de atendimento médico, uma vez que, habitualmente, o quadro de epistaxe é leve e autolimitado, sem necessidade de encaminhamento ao otorrinolaringologista, hospitalização ou tamponamento.[27,28,31,33,34,36] Ainda assim, a imprevisibilidade do sangramento nasal tem fortíssimo impacto na qualidade de vida das crianças e de suas famílias, podendo gerar ansiedade e alto nível de estresse em pacientes e cuidadores.[28,34,37] Os sangramentos recorrentes são muito comuns e são descritos em até 88% dos casos.[34] Por isso, a epistaxe configura uma das principais causas de encaminhamento pediátrico ao otorrinolaringologista.[34,38]

Classificação

Mais comum no sexo masculino, o sangramento nasal pode apresentar-se na razão de até 2:1 na proporção de distribuição entre homens e mulheres, dependendo do estudo analisado.[34,36]

Didaticamente, a epistaxe pode ser classificada em anterior e posterior, de acordo com a região do nariz acometida.[28,31]

Em crianças, 80 a 90% dos sangramentos se originam da região anterior do nariz, configurando episódios de nenhuma ou pequena gravidade.[26,35,39] Nessa região do septo nasal ("área de Little"), existe ampla anastomose arterial denominada de plexo de Kiesselbach, formado pela congruência das artérias etmoidal anterior, labial, esfenopalatina e palatina maior, todas originadas de ramos das artérias carótidas interna e externa (Fig. 19-1).[28,35]

O sangramento, costumeiramente, é unilateral, mas também pode ocorrer bilateralmente.[34] É muito comum a queixa de saída de sangue por ambas as fossas nasais, mas isso pode ocorrer por extravasamento do sangue de uma cavidade nasal para a outra, e não deve ser confundido com sangramento ativo bilateral. Isso é fundamental no estabelecimento da correta conduta terapêutica a ser aplicada.

Etiologia

A epistaxe em crianças geralmente configura quadro benigno autolimitado relacionado com o ressecamento da mucosa nasal associado a trauma autoinfligido digitoungueal (manipulação nasal) e à formação de crostas nasais. Ainda assim, outras possíveis causas em crianças podem estar relacionadas com alergias nasais (rinite alérgica), infecções de vias aéreas superiores, traumas acidentais,

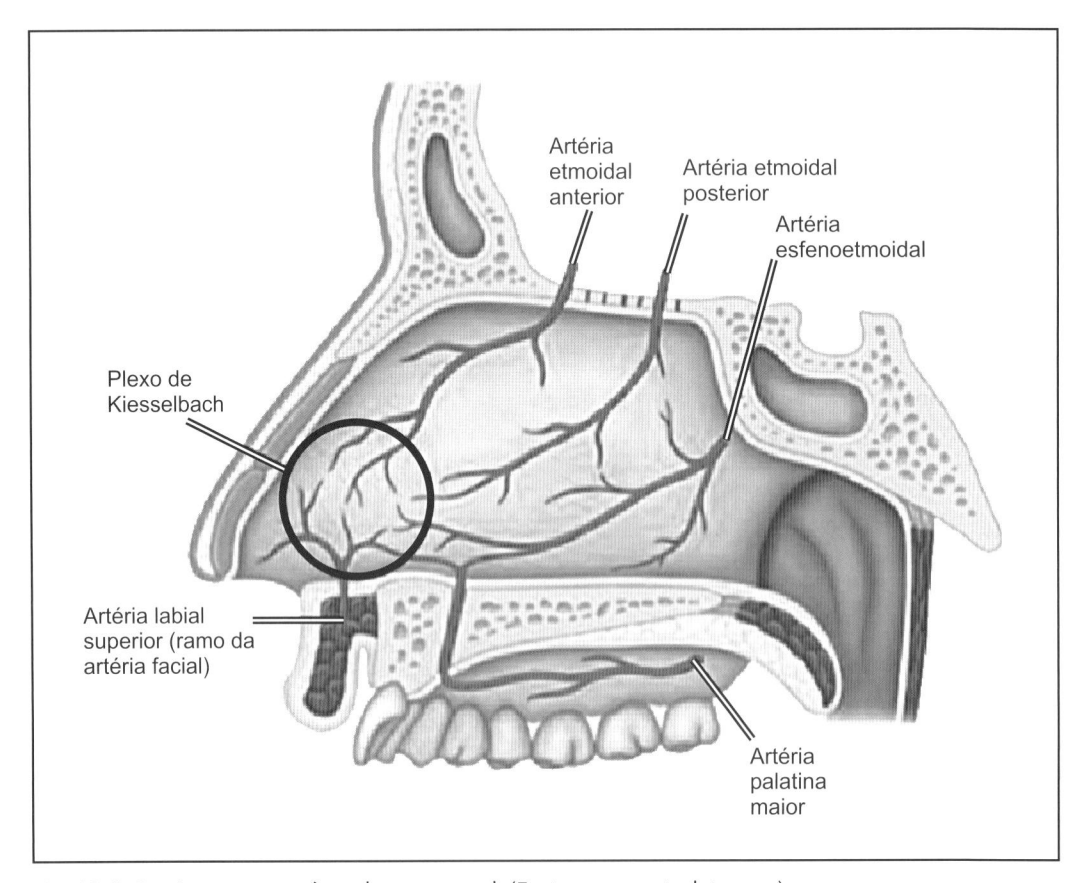

Fig. 19-1. Suprimento sanguíneo do septo nasal. (Fonte: www.uptodate.com)

presença de corpos estranhos, uso de medicamentos e drogas, como descongestionantes nasais e cocaína (em adolescentes).[29,33,40]

Existem relatos de maior prevalência dos episódios de sangramento nasal relacionados com estações do ano mais frias e com baixa umidade relativa do ar, clima característico do inverno das regiões subtropicais do Brasil, como em São Paulo.[35] A incidência maior no inverno também está relacionada com maior frequência de infecções de vias aéreas superiores nessa época do ano.[34]

É importante frisar que casos de epistaxe grave, de grande volume e com episódios recorrentes em crianças e adolescentes são raros. Para esses casos, deve-se suspeitar que outros distúrbios possam estar associados ao sangramento nasal localizado, e a pesquisa etiológica direcionada deve ser feita para afastar desordens vasculares (como a telangiectasia hemorrágica hereditária ou doença de Rendu-Osler-Weber), discrasias sanguíneas (hemofilia, leucemia ou doença de von Willebrand), tumores nasais (como o nasoangiofibroma juvenil), desnutrição extrema, e uso abusivo de medicações anticoagulantes.[27,29,33]

Sendo raro em menores de 2 anos, a ocorrência da epistaxe nessa faixa etária também deve alertar para a presença de trauma (acidental ou não acidental) ou doenças sistêmicas graves como já referido.[34]

Conduta

Deve-se realizar anamnese adequada investigando queixa, duração, periodicidade, fatores etiológicos possíveis e fatores associados ao quadro. A maior parte dos casos resolve-se espontaneamente, sem necessidade de auxílio médico, através de medidas simples de primeiros-socorros básicos:[27-29,34]

- Mantenha a criança em repouso em ambiente fresco, calmo e arejado, e posicione a cabeça em posição neutra ou levemente pendida à frente sobre uma pia ou uma cuba.
- Não deite a criança ou posicione a cabeça para trás a fim de evitar deglutição de sangue e possível hematêmese futura.
- Com o dedo indicador promova leve compressão da porção inferior macia da asa nasal do lado do sangramento contra o septo nasal por 10 minutos; não libere a compressão antes dos 10 minutos para "checar" o efeito da compressão.
- Solicite à criança que expectore qualquer coágulo ou sangue que venha à boca.
- Compressas com gelo na testa e no pescoço podem ser utilizadas, mas estudos são inconclusivos na eficácia dessa manobra.[41]
- Para prevenir a recidiva, promova hidratação da mucosa com solução salina em temperatura ambiente.

Caso o sangramento ativo persista após as medidas acima, auxílio médico deve ser procurado em caráter de urgência. Caso o episódio da epistaxe se resolva, mas haja recorrência frequente, o atendimento médico deve ser referenciado.

No ambiente médico-hospitalar, fatores como tempo de evolução e volume de sangramento devem ser considerados na abordagem inicial, com avaliação de sinais vitais e estabilidade hemodinâmica, notadamente nos raros casos de sangramento volumoso.[26] Após paramentação adequada com máscaras, luvas e óculos de proteção, o tratamento específico deve prosseguir pela realização de limpeza nasal com solução salina, a fim de se distinguir entre a simples presença de coágulos previamente formados em dissolução (simulando uma epistaxe ainda em atividade) da persistência do sangramento ativo propriamente dito.[27]

Nesse momento, o tratamento da epistaxe pode incluir:[26,27,34,38]

- *Uso de descongestionante tópico nasal (oximetazolina, nafazolina, fenilefrina):* podem ser depositados diretamente nas fossas nasais através da aplicação de gotas, ou pode-se inocular no nariz pequenos fragmentos de algodão/gazes previamente embebidos nessas soluções, associados a anestésico tópico. Esta última alternativa servirá como preparo da próxima etapa, caso seja necessária complementação terapêutica com cauterização.
- *Cauterização:* se for observado claramente o foco de sangramento na região anterior do septo, pode-se realizar cauterização química com ácido tricloroacético a 70% (ATA-70%) ou com nitrato de prata. A cauterização elétrica também pode ser utilizada caso o sangramento pontual persista ou recorra após a cauterização química.

- *Tamponamento nasal:* em crianças raramente é indicado.[26] Os raros casos de epistaxe refratária ao tratamento devem ser pesquisados quanto a manifestações locais ou sistêmicas associadas ao sangramento, como tumores nasais ou discrasias sanguíneas (já relatadas previamente nesse capítulo).
- *Abordagem cirúrgica:* também raramente indicado. Pacientes que necessitem desse tipo de abordagem deverão ser urgenciados e atendimento otorrinolaringológico de imediato deverá ser acionado. A busca ativa do foco de sangramento pode ser indicada por cirurgia assistida por videoendoscopia nasal para cauterização da área afetada e/ou ligadura da artéria acometida (frequentemente artéria esfenopalatina).

Considerações Finais

Ao final do atendimento, os pacientes devem receber orientações quanto a:[34,36]

- *Possíveis gatilhos a serem evitados para a não recorrência do quadro:* evitar a manipulação das fossas nasais para remoção de crostas, seja digitoungueal ou com uso de hastes flexíveis de algodão; evitar banhos, ingestão de alimentos ou de bebidas muito quentes nos dias seguidos do evento do sangramento.
- *Métodos para prevenir a recorrência:* repouso relativo do paciente; manter a hidratação tópica com soro fisiológico 0,9% (cabe a ressalva para evitar-se a produção caseira de soro com a mistura de água e sal, uma vez que concentrações equivocadamente hipertônicas administradas no nariz podem piorar o quadro de ressecamento da mucosa nasal).
- *Reiterar as valiosas informações sobre os primeiros-socorros no caso de a epistaxe retornar:* as medidas de primeiros-socorros já foram comentadas previamente.
- *Necessidade de encaminhamento a serviço de otorrinolaringologia de referência:* casos de recorrência ou de sangramentos volumosos devem ser pesquisados quanto a possíveis causas ocultas potencialmente graves, e a avaliação otorrinolaringológica deve ser ponderada, de forma rotineira ou emergencial, analisados caso a caso.

RINOSSINUSITE AGUDA

Rinossinusite é todo processo inflamatório que acomete a mucosa da cavidade nasal e dos seios paranasais, e pode ser causada por infecções virais (mais comuns), bacterianas, fúngicas ou meios não infecciosos.[42] São classificadas em rinossinusites agudas (RSA) quando há resolução em até 12 semanas, e rinossinusites crônicas (RSC) quando sintomas persistem por mais de 12 semanas.[42,43]

As infecções de vias aéreas superiores (IVAS) são a causa mais comum de obstrução dos óstios sinusais em crianças e, frequentemente, precedem o surgimento da rinossinusite.[44]

Etiologia

Quanto à etiologia infecciosa, os agentes causadores de RSA mais frequentes na criança são, nessa ordem:[44,45]

- *Streptococcus pneumoniae.*
- *Haemophilus influenzae.*
- *Moraxella catarralis.*

Outros agentes mais raros são *Staphylococcus aureus* (notadamente nos casos de complicações orbitárias e intracranianas) e bactérias anaeróbias (estes últimos frequentemente relacionados com infecções de origem dentária).[44,45]

Quadro Clínico

O diagnóstico da RSA é eminentemente clínico, com base nos sintomas da história referida, associado ao exame físico. Esse diagnóstico é feito quando uma criança com IVAS apresenta ao menos uma das seguintes evoluções:[43-45]

- *Persistência de sintomas respiratórios altos por mais de 10 dias:* rinorreia e/ou tosse diurna (seca ou produtiva) por mais de 10 dias sem melhora.

- *"Dupla doença" ou "dupla piora":* piora ou mudança do padrão da descarga nasal, piora da tosse diurna ou nova instalação de febre após melhora inicial aparente.
- *Presença de quadro clínico grave:* febre alta (maior de 39ºC) e rinorréia purulenta por pelo menos três dias consecutivos.

Outros possíveis sintomas da doença que, embora comuns, não são indicadores específicos de RSA na criança, são[43]:

- Obstrução nasal/congestão facial.
- Cansaço/mialgia/perda de apetite.
- Cefaleia/dor facial ou dentária intensa (com predominância unilateral) – menos prevalente em crianças na fase pré-escolar.
- Distúrbios do olfato.
- Tosse diurna com piora noturna.
- Respiração oral/halitose.
- Mudança de comportamento da criança ou distúrbios do sono.

Quanto ao exame físico, sinais nasais não exclusivos à RSA e que podem ser encontrados nessa doença são hiperemia e edema de cornetos nasais, rinorreia posterior (sinal da vela) e palidez da mucosa dos cornetos.[43,44]

A constatação de rinorreia mucopurulenta advinda de meato médio é observada com frequência nos casos de RSA. Entretanto, a simples presença de rinorreia purulenta em cavidade nasal não necessariamente indica um quadro bacteriano, e não deve ser o critério isolado para a decisão de prescrição de antibióticos.

A distinção entre quadros de IVAS não complicada e RSA é primordial na definição terapêutica.[44] Obstrução nasal e rinorreia espessa são sintomas comuns de IVAS sem complicações, assim como febre nas primeiras 24 a 48 horas de instalação de sintomas. A resolução da febre associada à reversão do aspecto da secreção de purulenta para mucoide ou espessa clara após 5 a 7 dias configuram o quadro clínico da IVAS não complicada, e tal doença necessita apenas de tratamento com sintomáticos.[45]

Além disso, vale salientar que quadros de rinite alérgica ou não alérgica podem ludibriar o diagnóstico da RSA, sendo que o histórico prévio de atopia associado a condições sazonais e pessoais de exposição a alérgenos auxiliam nesse diagnóstico diferencial.[45]

Exames Complementares

Quanto aos exames complementares, não há necessidade de exames de imagem para o diagnóstico inicial da RSA, como radiografia simples ou tomografia computadorizada dos seios da face; tampouco são necessários para o acompanhamento de evolução ou confirmação de resposta ao tratamento.[46,47] A propedêutica armada radiológica apenas será acionada quando houver suspeita de graves complicações de rinossinusites, que serão abordadas posteriormente.[43] Nesses casos, o exame a ser solicitado é a tomografia computadorizada dos seios da face com contraste quando há suspeita de complicação orbitária.[45,48] A ressonância magnética de crânio fica reservada quando há suspeita de extensões intracranianas da infecção sinusal.[43,46,48]

Tratamento

A amoxicilina permanece como droga de escolha para tratamento de rinussinusite aguda sem complicação.[45] A dose preconizada para crianças acima de 2 anos é de 45 mg/kg/dia dividido em duas tomadas. Ainda assim, a susceptibilidade antimicrobiana pode variar sensivelmente de acordo com a área geográfica admitida. Para comunidades sabidamente com a presença de *S. pneumoniae* com resistência antimicrobiana (intermediária ou alta), a dose inicial pode ser de 90 mg/kg/dia, também dividido em duas tomadas (Quadro 19-1).[44]

Quando não se sabe o padrão de susceptibilidade da comunidade, alguns fatores de risco devem ser considerados como suspeitos para a presença de organismos resistentes à amoxicilina, como tratamento prévio com antibiótico nos últimos 30 dias, idade abaixo dos 2 anos e frequentar berçários ou creches. Para esses casos, preconiza-se o uso de amoxicilina com clavulanato (90 mg/kg/dia de amoxicilina e 6,4 mg/kg/dia de clavulanato).

Para casos de alergia à penicilina ou casos de falhas no primeiro tratamento, cefalosporinas de segunda ou terceira geração também podem ser utilizadas, com grandes taxas de sucesso.

Ceftriaxona 50 mg/kg/dose pode ser utilizada, inicialmente, no tratamento para crianças em que administração de via oral se mostrar dificultada pela presença de vômitos, e pode ser trocado para antimicrobiano oral assim que possível.

Estudos recentes sugerem alta resistência bacteriana de *S. pneumoniae* e *H. influenza* ao sulfametoxazol-trimetropin e a azitromicina, devendo seu uso ser ponderado.[43,49] Para esses casos, uma possibilidade pode ser o uso de quinolonas como levofloxacino, principalmente para crianças maiores apesar do custo elevado e toxicidade.[44]

A duração recomendada do tratamento antimicrobiano varia, na literatura, de 10 até 28 dias. O uso por 10 dias geralmente é adequado para a recuperação do paciente.[44] Estrategicamente, pode-se sugerir continuação da medicação por 7 dias após o desaparecimento do sintomas, com mínimo de 10 dias de duração, pois a resposta costumeiramente advém após o terceiro dia de terapia.[50]

O uso de terapia adjuvante mostra-se ainda controverso na literatura, seja por falta de estudos apropriados para avaliação de sua efetividade em crianças ou pela baixa efetividade da terapia.

- *Irrigação nasal com solução salina:* a higienização do nariz com soro fisiológico promoveria a eliminação de secreções nasais, redução do edema da mucosa, melhora da função mucociliar e facilitaria a drenagem dos seios da face. Apesar de pouca evidência de significado clínico, sua utilização é recomendada.[43]
- *Corticoides intranasais:* o anti-inflamatório promoveria redução do edema da mucosa nasal ao redor do óstio de drenagem dos seios da face e facilitaria a drenagem da secreção, com alívio dos sintomas. Estudos apresentam bons resultados, notadamente nos casos de indivíduos com histórico de atopia nasal.[51] O uso em crianças e adolescentes por três semanas, associado ao antibiótico, parece apresentar vantagens, principalmente em relação a tosse e secreção nasal.[43,44,52]
- *Corticoides sistêmicos:* apesar de o uso em adultos ser recomendado para aliviar sintomas de dor facial (durante 3 a 5 dias, e sempre associado ao antibiótico), a literatura carece de estudos que comprovem sua evidência de significado clínico em crianças.[43] Seu uso é possível, desde que não haja contraindicação clínica evidente.
- *Descongestionantes orais, nasais ou anti-histamínicos tópicos:* o uso de descongestionantes orais associados ou não a anti-histamínicos não modifica, significativamente, a evolução clínica ou radiológica em crianças; portanto, seu uso deve ser desencorajado. Os descongestionantes nasais

Quadro 19-1. Antibióticos para tratamento de rinossinusites agudas em crianças

Droga	Dose
Oral	
Amoxicilina	45-90 mg/kg/d (dividido em 2 doses)
Amoxicilina com clavulanato	90 mg/kg/d (amoxicilina) (dividido em 2 doses)
Cefaclor	20 mg/kg/d (dividido em 2 doses)
Acetilcefuroxima	30 mg/kg/d (dividido em 2 doses)
Sulfametoxazol-Trimetropim	0,4 mL/kg/d (dividido em 2 doses)
Levofloxacina	16 mg/kg/d (dividido em 2 doses)
Parenteral	
Ceftriaxona	50-100 mg/kg/d (a cada 12-24 horas)
Clindamicina	20-40 mg/kg/d (dividido a cada 8 horas)
Vancomicina	40-60 mg/kg/d (dividido a cada 6-8 horas)

tópicos não são indicados isoladamente, porém, podem causar uma sensação subjetiva de melhora da obstrução nasal. Podem ser utilizados, desde que no máximo por 5 dias, e somente em indivíduos sem contraindicação clínica (nunca em menores de 2 anos).[43]

- *Mucolíticos:* esses agentes promoveriam a redução da viscosidade do muco, facilitando o transporte mucociliar e sua eliminação pelo nariz. Entretanto, o benefício da associação de mucolíticos no tratamento da RSA ainda é questionável.

COMPLICAÇÕES DAS RINOSSINUSITES

A complicação supurativa da RSA em crianças é resultado da extensão da infecção sinusal para territórios adjacentes aos seios da face, disseminação que pode ocorrer por contiguidade, por via hematogênica ou de forma retrógrada, pelas veias diploicas que não possuem válvulas.[46,48] São divididas em complicações orbitárias, intracranianas ou ósseas, e embora sejam raras, possuem consequências potencialmente graves aos portadores.[46,48] São mais comuns em crianças do que em adultos,[43] sendo identificados alguns fatores predisponentes que justificam essa ocorrência:[45,53]

- Fina espessura das paredes ósseas que revestem as cavidades paranasais.
- Atraso no diagnóstico e no tratamento da RSA.
- Presença de imunossupressão como HIV, DM ou deficiência de imunoglobulinas.

Complicações Orbitárias

A complicação orbitária geralmente é fruto da sinusite etmoidal e ocorre, principalmente, em menores de 5 anos.[45] A suspeita diagnóstica deve ser feita quando a criança apresenta sinais e sintomas de RSA associado a edema periocular palpebral, especialmente se acompanhado de proptose ou função visual comprometida. Pode ser dividida em cinco categorias, de acordo com a gravidade da extensão orbitária em relação ao septo orbitário (estrutura que reveste os músculos oculares e o olho):[46-48]

1. **Celulite pré-septal:** edema e eritema de pálpebras e região periorbital, sem proptose ou limitação do movimento ocular. A infecção está restrita ao seio da face, mas ocorre extensão do edema até a pálpebra decorrente da congestão da drenagem venosa do seio etmoidal.
2. **Abscesso subperiosteal:** edema periorbitário, eritema palpebral, dor à movimentação ocular, proptose, diplopia. A coleção encontra-se fora do cone orbitário.
3. **Celulite orbital:** edema da região periorbital com eritema, dor a movimentação ocular, edema conjuntival, proptose, oftalmoplegia, diplopia. Há extravasamento de inflamação para dentro do cone orbitário, mas sem observação de coleção.
4. **Abscesso orbital:** edema da região periorbital com eritema, dor à movimentação ocular, edema conjuntival, proptose, oftalmoplegia, diplopia e perda visual. É uma lesão intraconal, sendo grave e podendo levar à amaurose.
5. **Trombose de seio cavernoso:** ptose bilateral, proptose, oftalmoplegia, edema periorbital, cefaleia, dor orbitária profunda e alteração do nível de consciência. Há propagação da infecção ao longo do canal óptico, com alta taxa de mortalidade.

Os casos leves de celulite pré-septal (pálpebras menos de 50% ocluídas pelo edema) podem ser tratados ambulatorialmente e reavaliados diariamente até melhora dos sintomas. Casos com baixa resposta até 48 horas, ou que já apresentem, desde a avaliação inicial, sinais de sofrimento da movimentação ocular ou função visual devem ter internação hospitalar, com antibioticoterapia parenteral e realização de exames de imagem, como já comentado. Avaliação otorrinolaringológica e oftalmológica devem ser sempre solicitadas.[46] Nos casos de abscessos em que não haja melhora dos sintomas após 24-48 horas de início do tratamento com antibiótico parenteral, terapia cirúrgica via endoscopia endonasal deve ser considerada para drenagem de coleções purulentas.[48,54]

Complicações Intracranianas

As complicações intracranianas são muito mais raras (3%)[47] que as orbitárias, porém, possuem taxas de morbidade e mortalidade mais altas. Em geral têm associação com sinusopatias frontais e são mais comuns em meninos com idade superior aos 7 anos.[45,48] Os sinais e sintomas para suspeita de complicação intracraniana são:[45,46,48]

- Histórico de vômitos incoercíveis.
- Edema periorbital uni ou bilateral.
- Cefaleia de forte intensidade, de difícil controle com analgésicos comuns.
- Fotofobia.
- Sinais de irritação meníngea, como rigidez de nuca.
- Convulsões.
- Déficits neurológicos focais.
- Alteração do nível de consciência.

Estudos demonstram que, especialmente em crianças, a ausência de sinais neurológicos focais pode tornar a complicação intracraniana perigosamente silenciosa.[46] Os casos de RSA em que se observa falha de resposta terapêutica adequada devem ser pesquisados quanto a essa possível complicação neurológica. Além disso, são comuns as associações de complicações orbitárias com intracranianas, devendo ser ativamente pesquisada a coexistência das comorbidades mesmo na ausência de sintomas neurológicos evidentes.[46]

As complicações intracranianas podem ser subdivididas em meningite, empiema epidural, empiema subdural, abscesso cerebral e trombose venosa, de acordo com a extensão da infecção.[44,47]

Os casos em que existe complicação intracraniana necessitam de atendimento multidisciplinar da equipe de pediatria, otorrinolaringologia, oftalmologia e neurocirurgia.[46] O tratamento, portanto, deve incluir:[42]

- Internação hospitalar.
- Antibioticoterapia endovenosa de largo espectro e que atravesse a barreira hematoencefálica (oxacilina + ceftriaxona; ceftriaxona + clindamicina; ceftrixona + metronidazol; vancomicina).
- Avaliação multidisciplinar das equipes de oftalmologia, otorrinolaringologia, neurologia, neurocirurgia e de infectologia são indicadas para otimizar uma evolução favorável.[48]
- Introdução de anticonvulsivantes como profilaxia para a ocorrência de convulsões.[47]
- Nos casos de abscessos em que não há melhora dos sintomas após 24-48 horas de início do tratamento com antibiótico parenteral, terapia cirúrgica deve ser considerada.[54]

Complicação Óssea

A rara complicação óssea relatada como consequência de uma RSA é a osteíte, pela extensão da infecção a parede óssea que limita o seio da face acometido pela sinusite. Quando no seio frontal, a osteíte pode causar o surgimento de uma tumoração externa frontal flutuante e amolecida, com ou sem a fistulização e drenagem espontânea de material purulento, condição facilmente identificada ao exame físico e conhecida como tumor de Pott (que é um abscesso subperiostal do osso frontal associado à osteomielite adjacente).[43,44] O tratamento inclui antibioticoterapia de longa duração, sendo opção de escolha a clindamicina, associada ao encaminhamento ao otorrinolaringologista para desbridamento cirúrgico, drenagem, desobstrução do óstio natural de drenagem do seio frontal afetado e reconstrução.[43,44] No seio maxilar, a osteíte pode ocorrer de forma mais rara e está relacionada quase sempre com infecção odontogênica.

REFERÊNCIAS BIBLIOGRÁFICAS

1. Bressler K, Shelton C. Ear foreign-body removal: a review of 98 consecutive cases. *Laryngoscope* 1993;103:367-70.
2. Ribeiro FP, Alves A, Marcon MA. Tratamento da miíase humana cavitária com ivermectina oral. *Braz J Otorhinolaryngol* 2001;67:755-61.
3. Silva BS, Camera MG, Tamiso GB, Castanheira LVR. Foreign bodies in otorhinolaryngology: a study of 128 cases. *Int Arch Otorhinolaryngol* 2009;13:394-9.
4. Kalan A, Tariq M. Foreign bodies in the nasal cavities: a comprehensive review of the aetiology, diagnostic pointers, and therapeutic measures. *Postgrad Med J* 2000;76:484-7.
5. DiMuzio J Jr., Deschler DG. Emergency department management of foreign bodies of the external ear canal in children. *Otol Neurotol* 2002;23:473-5.
6. Brown L, Denmark TK, Wittlake WA *et al*. Procedural sedation use in the ED: management of pediatric ear and nose foreign bodies. *Am J Emerg Med* 2004;22:310-4.

7. Ansley JF, Cunningham MJ. Treatment of aural foreign bodies in children. *Pediatrics* 1998;101:638-41.
8. Heim SW, Maughan KL. Foreign bodies in the ear, nose, and throat. *Am Fam Physician* 2007;76:1185-9.
9. Enoki AM, Testa JR, Morais Mde S et al. Foreign body in the tonsillary region as a complication of tonsillectomy. *Braz J Otorhinolaryngol* 2010;76:796.
10. Schraff S, McGinn JD, Derkay CS. Peritonsillar abscess in children: a 10-year review of diagnosis and management. *Int J Pediatr Otorhinolaryngol* 2001;57:213-8.
11. Maclean A. Peritonsillar abscess in infancy: with records of two cases. *Br Med J* 1935;2:254-5.
12. Lee SM, Kwon BC, Choi SY et al. Peritonsillar abscess in a 40-day-old infant. *Yonsei Med J* 2006;47:568-70.
13. García Callejo FJ, Núñez Gómez F, Sala Franco J, Marco Algarra J. Management of peritonsillar infections. *An Pediatr* (Barc) 2006;65:37-43.
14. Steyer TE. Peritonsillar abscess: diagnosis and treatment. *Am Fam Physician* 2002;65:93-6.
15. Almeida EG, Beck, RMO. *Faringotonsilites e hipertrofia de tonsilas*. São Paulo: Roca, 2011.
16. Megalamani SB, Suria G, Manickam U et al. Changing trends in bacteriology of peritonsillar abscess. *J Laryngol Otol* 2008;122:928-30.
17. Kieff DA, Bhattacharyya N, Siegel NS, Salman SD. Selection of antibiotics after incision and drainage of peritonsillar abscesses. *Otolaryngol Head Neck Surg* 1999;120:57-61.
18. Wolf M, Even-Chen I, Kronenberg J. Peritonsillar abscess: repeated needle aspiration versus incision and drainage. *Ann Otol Rhinol Laryngol* 1994;103:554-7.
19. Georget E, Gauthier A, Brugel L et al. Acute cervical lymphadenitis and infections of the retropharyngeal and parapharyngeal spaces in children. *BMC Ear Nose Throat Disord* 2014;14:8.
20. Costa SR, Carvalhal LLSK. Mastoidite. In: Sih TC, Eavey R, Godinho R (Eds.). *Interamerican Association of Pediatric Otorhinolaryngology. IV Manual de Otorrinolaringologia Pediátrica da IAPO*. Guarulhos: Lis Gráfica e Editora, 2005. p. 243-7.
21. Chesney J, Black A, Choo D. What is the best practice for acute mastoiditis in children? *Laryngoscope* 2014;124:1057-8.
22. Bilavsky E, Yarden-Bilavsky H, Samra Z et al. Clinical, laboratory, and microbiological differences between children with simple or complicated mastoiditis. *Int J Pediatr Otorhinolaryngol* 2009;73:1270-3.
23. Geva A, Oestreicher-Kedem Y, Fishman G et al. Conservative management of acute mastoiditis in children. *Int J Pediatr Otorhinolaryngol* 2008;72:629-34.
24. Luntz M, Brodsky A, Nusem S et al. Acute mastoiditis – the antibiotic era: a multicenter study. *Int J Pediatr Otorhinolaryngol* 2001;57:1-9.
25. Minks DP, Porte M, Jenkins N. Acute mastoiditis – the role of radiology. *Clin Radiol* 2013;68:397-405.
26. Mendonça ML, Andrade NA. Epistaxe. In: Caldas Neto SMJ, Martins, RHG, Costa SS (Eds.). *Tratado de otorrinolaringologia e cirurgia cervicofacial*. São Paulo: Roca, 2011:275-83.
27. Millas I, Scalia RA. Epistaxe. In: Dolci JEL, Silva L (Eds.). *Otorrinolaringologia – guia prático*. São Paulo: Atheneu, 2012.
28. Record S. Practice guideline: epistaxis in children. *J Pediatr Health Care* 2015;29:484-8.
29. DeLaroche AM, Tigchelaar H, Kannikeswaran N. A rare but important entity: epistaxis in infants. *J Emerg Med* 2017;52(1):89-92.
30. Barnes ML, Spielmann PM, White PS. Epistaxis: a contemporary evidence based approach. *Otolaryngol Clin North Am* 2012;45:1005-7.
31. Pallin DJ, Chng YM, McKay MP et al. Epidemiology of epistaxis in US emergency departments, 1992 to 2001. *Ann Emerg Med* 2005;46:77-81.
32. McIntosh N, Chalmers J. Incidence of oronasal haemorrhage in infancy presenting to general practice in the UK. *Br J Gen Pract* 2008;58:877-9.
33. McIntosh N, Mok JY, Margerison A. Epidemiology of oronasal hemorrhage in the first 2 years of life: implications for child protection. *Pediatrics* 2007;120:1074-8.
34. Davies K, Batra K, Mehanna R, Keogh I. Pediatric epistaxis: epidemiology, management & impact on quality of life. *Int J Pediatr Otorhinolaryngol* 2014;78:1294-7.
35. Mangussi-Gomes J, Enout MJ, Castro TC et al. Is the occurrence of spontaneous epistaxis related to climatic variables? A retrospective clinical, epidemiological and meteorological study. *Acta Otolaryngol* 2016;136:1184-9.

36. Eze N, Lo S, Toma A. Advice given to patients with epistaxis by A&E doctors. *Emerg Med J* 2005;22:724-5.
37. Brown NJ, Berkowitz RG. Epistaxis in healthy children requiring hospital admission. *Int J Pediatr Otorhinolaryngol* 2004;68:1181-4.
38. Béquignon E, Teissier N, Gauthier A *et al*. Emergency Department care of childhood epistaxis. *Emerg Med J* 2016 Aug. 19.
39. Viehweg TL, Roberson JB, Hudson JW. Epistaxis: diagnosis and treatment. *J Oral Maxillofac Surg* 2006;64:511-8.
40. Patel N, Maddalozzo J, Billings KR. An update on management of pediatric epistaxis. *Int J Pediatr Otorhinolaryngol* 2014;78:1400-4.
41. Teymoortash A, Sesterhenn A, Kress R *et al*. Efficacy of ice packs in the management of epistaxis. *Clin Otolaryngol Allied Sci* 2003;28:545-7.
42. Anselmo-Lima WV, Demarco RC. Complicacões das rinosinusites: diagnóstico e conduta. In: Costa S, ed. *Pro-ORL*. Porto Alegre: Artmed, 2007. p. 39-50.
43. Anselmo-Lima WT, Sakano E, Tamashiro E *et al*. Rhinosinusitis: evidence and experience: October 18 and 19, 2013. São Paulo. *Braz J Otorhinolaryngol* 2015;81:S1-S49.
44. DeMuri G, Wald ER. Acute bacterial sinusitis in children. *Pediatr Rev* 2013;34:429-37; quiz 437.
45. Wald ER, Applegate KE, Bordley C *et al*. Clinical practice guideline for the diagnosis and management of acute bacterial sinusitis in children aged 1 to 18 years. *Pediatrics* 2013;132:e262-80.
46. Germiller JA, Monin DL, Sparano AM, Tom LW. Intracranial complications of sinusitis in children and adolescents and their outcomes. *Arch Otolaryngol Head Neck Surg* 2006;132:969-76.
47. Hicks CW, Weber JG, Reid JR, Moodley M. Identifying and managing intracranial complications of sinusitis in children: a retrospective series. *Pediatr Infect Dis J* 2011;30:222-6.
48. Goytia VK, Giannoni CM, Edwards MS. Intraorbital and intracranial extension of sinusitis: comparative morbidity. *J Pediatr* 2011;158:486-91.
49. Harrison CJ, Woods C, Stout G *et al*. Susceptibilities of Haemophilus influenzae, Streptococcus pneumoniae, including serotype 19A, and Moraxella catarrhalis paediatric isolates from 2005 to 2007 to commonly used antibiotics. *J Antimicrob Chemother* 2009;63:511-9.
50. American Academy of Pediatrics. Subcommittee on Management of S, Committee on Quality Improvement. Clinical practice guideline: management of sinusitis. *Pediatrics* 2001;108:798-808.
51. Meltzer EO, Bachert C, Staudinger H. Treating acute rhinosinusitis: comparing efficacy and safety of mometasone furoate nasal spray, amoxicillin, and placebo. *J Allergy Clin Immunol* 2005;116:1289-95.
52. Barlan IB, Erkan E, Bakir M *et al*. Intranasal budesonide spray as an adjunct to oral antibiotic therapy for acute sinusitis in children. *Ann Allergy Asthma Immunol* 1997;78:598-601.
53. Dessi P. Les complicationes des rhinosinusites: existent-elles encore? In: Klossek J, ed. *Les sinusites et rhinosinusites*. Paris: Masson, 2000:117-21.
54. Oxford LE, McClay J. Medical and surgical management of subperiosteal orbital abscess secondary to acute sinusitis in children. *Int J Pediatr Otorhinolaryngol* 2006;70:1853-61.

Índice Remissivo

Entradas acompanhadas por um *f* em itálico ou **q** em negrito
indicam figuras e quadros, respectivamente.

A
Abscesso periamigdaliano, 124
  complicações, 126
  conduta, 125
  etiologia e fisiopatologia, 124
  exames complementares, 125
  manifestações clínicas, 125
Abdome agudo
  na infância, 7
    acima de 1 ano, 9
      inflamatório, 9
      obstrutivo, 9
      perfurativo e hemorrágico, 10
    exames diagnósticos, 10
    no primeiro ano de vida, 7
Acesso(s) venoso(s)
  na urgência, 1
    cateter central, 2
      de inserção periférica, 2
      por punção, 3
    dissecções venosas, 4
    intraósseo, 4
    introdução, 1
    objetivo, 1
    periférico, 2
    tipos de, **1q**
Anexite
  aguda, 9
Anquiloglossia, 43
  complicações pós-cirúrgicas, 43
Apêndices
  torção de, 53
    diagnóstico, 54
    evolução, 54
    quadro clínico, 53
Apendicite aguda, 19
  apresentação, 19
  diagnóstico diferencial, **19q**
  exames complementares, 20
  introdução, 19
  objetivo, 19
  quadro clínico, 20
  situações especiais
    em crianças, 21
      abaixo de 5 anos, 21
      na criança neutropênica, 21
      na menina em início da idade reprodutiva, 21
  tratamento cirúrgico, 22
Áscaris
  suboclusão por, 9
    tratamento, 9
Atresia
  em membrana, 8

B
Balanopostite(s)
  definição de, 41
  frequência, 41
  tipos de, 41
  tratamento, 42
Bridas
  congênitas, 8
Broviac
  cateteres de silicone, 5

C
Cateter
  central
    de inserção periférica, 2
    por punção, 3
Cetamina
  cloridrato de
    dose, **15q**
Cisto
  do ovário
    torção de, 9
  no couro cabeludo e supercílios, 43
    complicações em cirurgia, 43

tireoglosso, 43
Cirurgias ambulatoriais
  complicações frequentes nas, 43
    abdome, 44
    cabeça e pescoço, 43
    genitais, 44
    região perianal, 46
Colecistite
  aguda, 9
Cordão espermático
  torção do, 52
    quadro clínico, 53
    tipos de, 52
Corpo(s) estranho(s)
  de vias aéreas e digestivas em crianças, 103
    de boca e orofaringe, 123
      técnica de remoção, 123
    de hipofaringe e laringe, 123
      técnica de remoção, 124
    de vias aéreas, 109
      condutas, 110
      diagnóstico, 109
      sinais e sintomas, 109
    do trato gastrintestinal, 103
      condutas, 106
      diagnóstico, 104
      etiopatogenia, 103
      quadro clínico, 104
      introdução, 103
    nasal, 122
      técnica de remoção, 122
    otológico, 121
      técnica de remoção, 121
Criptorquidias, 44

D
Derrame, 91
  classificação, 91
  diagnóstico, 94
  e empiema pleural, 91
  epidemiologia, 91
  etiologia, 91
  etiopatogenia, 92
  fisiopatologia, 92
  introdução, 91
  quadro clínico, 93
  tratamento, 94
Dissecções
  venosas, 4
Diverticulite de Meckel, 9

E
Empiema pleural, 91
Enema opaco, 34
Epididimite
  aguda, 54
    ocorrência, 54
    tratamento, 54
Epistaxe
  em crianças, 127
    conduta, 129
    classificação, 128
    etiologia, 128
Escroto
  agudo, 51
    considerações anatômicas, 51
    exames complementares, 52
    exame físico, 51
    história clínica, 51
    principais diagnósticos, 52
Estenose hipertrófica
  do piloro, 8
    diagnóstico, 8
    quadro clínico, 8
    sintomas, 8
    tratamento, 8

F
Fentanila
  citrato de
    dose, **15q**
Fimose
  e parafimose, 39
    definição, 39
    postectomia, 40
    prepúcio, 39
    quimioprofilaxia, 40
    sintomas, 39
    tipos, 39
    tratamento, 40
      corticosteroides, 40
Fístulas
  perianais, 46

H
Hemangiomas, 43
  complicações pós-cirúrgicas, 43
Hemorragia digestiva baixa, 113
  conduta inicial, 117
  exames complementares
    para o diagnóstico, 116
  introdução, 113
  objetivo, 113
  quadro clínico, 113
  tratamento, 117
    medicamentos, **118q**
Hemorragia intraperitoneal, 10
  tratamento, 10

Hérnia(s)
  epigástricas, 44
  inguinal, 44
    encarcerada, 7, 13
      analgésicos e sedativos, **15q**
      diagnóstico diferencial, 7, 8, 14
      exame clínico, 7
      exames complementares, 14
      fisiopatologia, 14
      introdução, 13
      método diagnóstico, 7
      reparo, 13
      quadro clínico, 7, 13
      tratamento, 8
        cirúrgico, 16
        não cirúrgico, 14
  umbilical
    cirurgia de
      complicações, 44
Hidroceles, 44
Higroma
  cístico, 44
Hipospádias
  apresentação, 44
  complicações pós-operatórias, 44
  incidência, 44

I
Infância
  abdome agudo na, 7
  priapismo na, 47
  queimaduras na, 57
  trauma de partes moles da face na, 77
    avaliação do paciente, 79
    introdução, 77
    pontos-chave, 77
    tratamento, 79
      de lesões específicas, 82
        ferimentos
          auriculares, 83
          do couro cabeludo, 82
          labiais, 83
          nasais, 83
          orbitopalpebrais, 82
        mordedura canina, 84
      desbridamento, 81
Insuficiência respiratória
  por doenças de tratamento cirúrgico, 87
    causas, 87
    diagnóstico, 88
    introdução, 87
    objetivo, 87
    quadro clínico, 88
    tratamento, 88

Intestino médio
  volvo do, 8
    e má rotação intestinal, 25
Invaginação intestinal, 33
  conduta inicial, 34
  introdução, 33
  quadro clínico, 33
  tratamento, 34

L
Leucocitose, 55
Linfoma Não Hodgkin
  obstrução secundária ao, 9
Lund
  esquema de, 59

M
Mastoidite
  aguda, 126
    conduta inicial, 127
    etiologia e fisiopatologia, 126
    exames complementares, 127
    manifestações clínicas, 127
Meckel
  diverticulite de, 9
Meperidina
  dose, **15q**
Midazolam
  dose, **15q**
Morfina
  dose, **15q**
Mucoceles, 43

N
Necrose intestinal
  quadro de, *30f*

O
Obstrução(ões)
  duodenais, 8
  respiratória(s)
    avaliação e manejo da
      em crianças, 97
        condutas, 100
          dispositivos para fornecimento de oxigênio, 100
          oxigenação e ventilação, 100
          permeabilização das vias aéreas, 100
        diagnóstico, 98
        etiologia, 98
        etiopatogenia, 97
        introdução, 97
    secundária

ao linfoma não Hodgkin, 9
Onicocriptose, 45
Orquite, 54
Otorrinolaringologia
   urgências pediátricas em, 121
      abscesso periamigdaliano, 124
      corpo estranho, 121
      epistaxe em crianças, 127
      mastoidite aguda, 126
      rinossinusite aguda, 130
         complicações, 133
Ovário
   torção de cisto de, 9

P

Pancreatite
   aguda, 9
Parafimose, 41, *41f*
   definição, 41
Peritonite, 10
   primária, 9
   tratamento, 10
Pneumotórax congênito, 89
   definição, 89
   ocorrência, 89
   opções terapêuticas, 90
   recorrência, 90
Pólipo renal, 46
Postectomia, 40
   clássica, 41
Priapismo
   na infância, 47
      classificação, 47
      diagnóstico, 47
      exame físico, 47
      introdução, 47
      quadro clínico, 47
      tratamento, 48
Prometazina
   dose, **15q**
Punção
   cateter central por, 3
   em crianças, 4
   posicionamento correto, 4
Púrpura de Henoch-Schönlein, 33, 54
   características, 54
   causas, 54
   definição, 54

Q

Queimaduras
   na infância, 57
      avaliação inicial, 57
         ressuscitação volêmica, 59
         vias aéreas, 57
      identificação, 59
         extensão, 59
         profundidade, 59
      introdução, 57
      tratamento
         específico para crianças, 60
            aspectos nutricionais no paciente queimado, 62
            cuidados nas queimaduras de espessura parcial, 61
            cuidados nas queimaduras de espessura total, 61
            escarotomia, 60

R

Rânulas, 43
   complicações, 43
Ressonância magnética
   na invaginação intestinal, 34
Ressuscitação volêmica, 58
Rinossinisite
   aguda, 130
      complicações, 133
         intracranianas, 133
         orbitárias, 133
         óssea, 134
      etiologia, 130
      exames complementares, 131
      quadro clínico, 130
      tratamento, 131

S

Suboclusão
   por áscaris, 9

T

Tomografia computadorizada
   na invaginação intestinal, 34
Trauma
   de partes moles da face na infância, 77
      avaliação do paciente, 79
      considerações especiais, 84
      introdução, 77
      pontos-chave, 77
      tratamento, 79
   pediátrico, 65
      anatomia pediátrica, 65
         abdome, 66
         cabeça, 66
         cérebro, 66
         fisiologia, 66
         tórax, 66

vias aéreas, 65
   atendimento à criança, 67
   introdução, 65
   lesões características, 72
      por abuso físico, 74
   peculiaridades, 65
Traumatismo abdominal
  aberto, 10
Trombose
  da cava superior, 5
  quadro clínico, 5
Túnica vaginal, 51

U
Ultrassom abdominal, 35
Urgências pediátricas
  em otorrinolaringologia, 121

V
Venografia, 5
Vias aéreas
  corpos estranhos nas, 109
  permeabilização das, 100
  queimaduras nas, 57
Volvo
  de intestino médio, 8
  e má rotação intestinal, 25
    epidemiologia, 26
    fisiopatologia, 26
    introdução, 25
    investigação diagnóstica, 27
      enema opaco, 28
      ultrassonografia
        associada ao Doppler, 29
    quadro clínico, 26
    sinais, 29
    tratamento
      cirúrgico, 29
      laparotomia transversa, 29
      pré-operatório, 29

W
Wallace
  regra dos nove de, 59